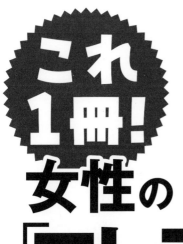

これ1冊！女性の「コレステロール」「中性脂肪」

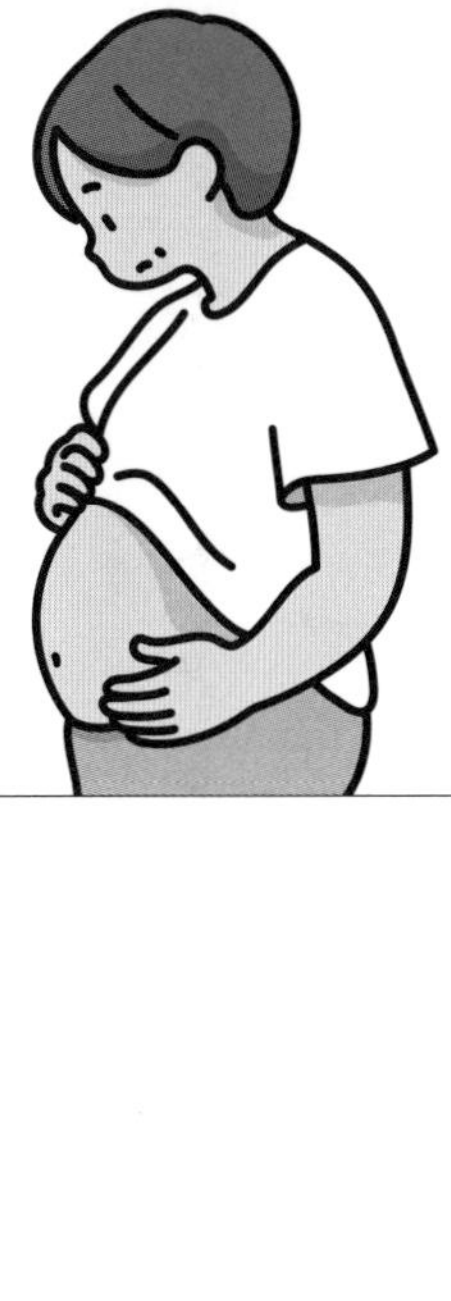

監修

天野恵子

PHP

はじめに

コレステロールや中性脂肪の値《あたい》が高いと、動脈硬化につながりやすいことが知られるようになり、皆さんの中にはご自分の数値の高さが気になっている方もいらっしゃるかもしれません。「脂質異常症」を指摘され、「コレステロール値や中性脂肪値を下げる薬を飲んだほうがいいの？」と迷っている方もいるのではないでしょうか。

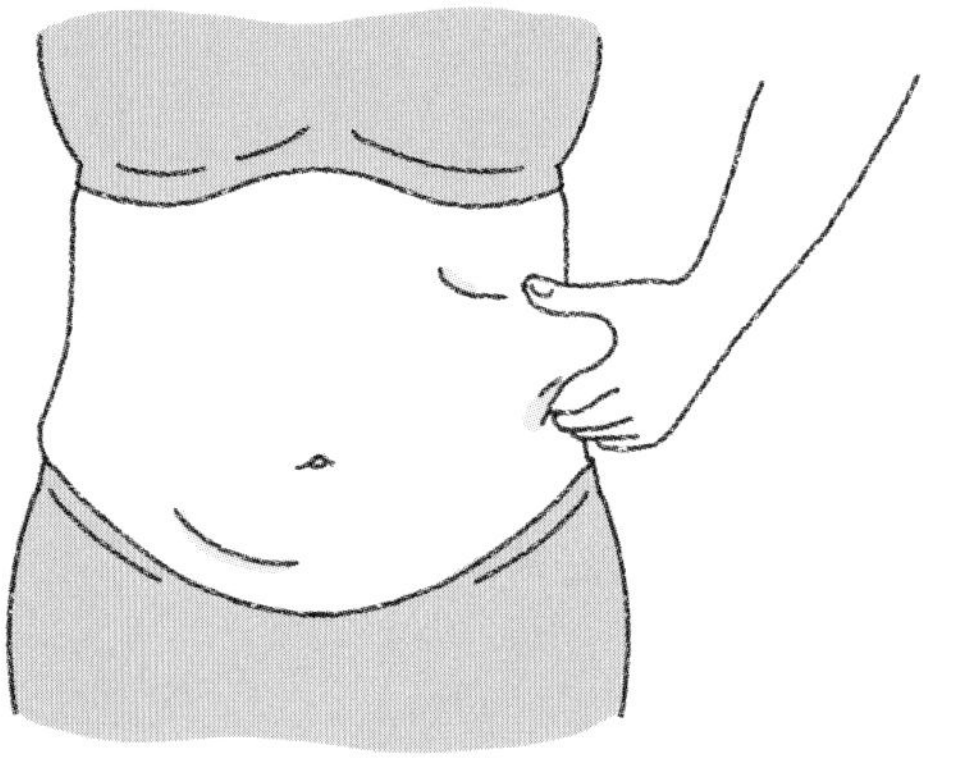

薬を服用する前に、まず知っておいてほしいこと

- 女性は、閉経後にコレステロール値と中性脂肪値が上がりやすくなる、ということを知ってください。
- とくにＬＤＬ（悪玉）コレステロールの数値は、閉経後に急上昇し、その後も高い状態が続きます。
- 中性脂肪も増えやすくなり、内臓脂肪型肥満になっていく方が多くなります。
- 男性には見られない、こうした女性特有の変化が起きる理由は、閉経にともない女性ホルモンのエストロゲンが分泌されにくくなるからです。

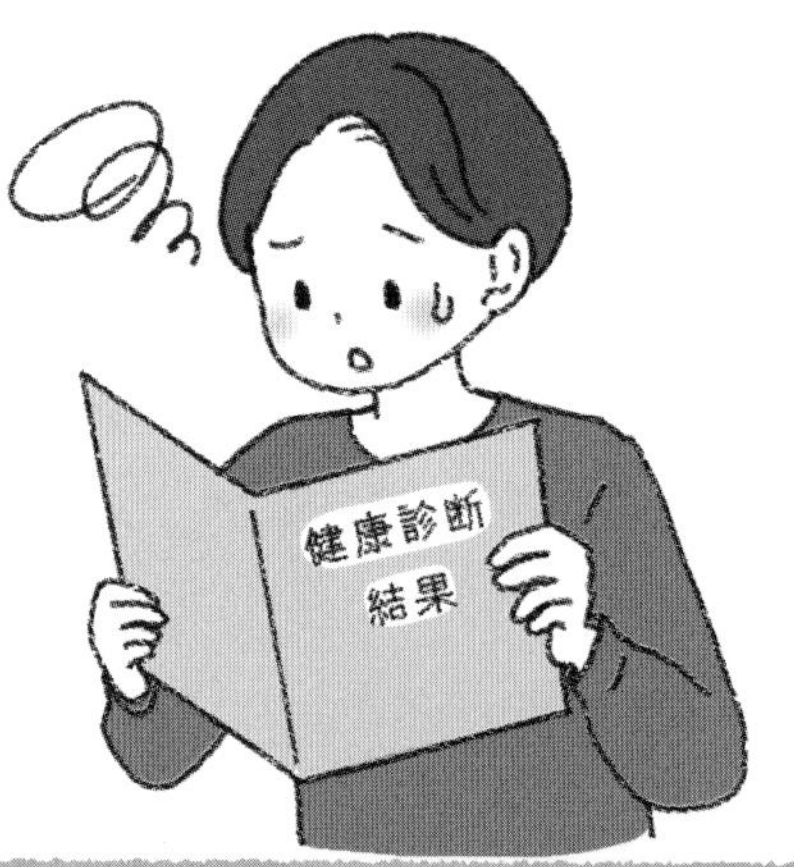

エストロゲンは、女性の体を保護しています

☞エストロゲンは、LDL（悪玉）コレステロールを減少させて、HDL（善玉）コレステロールを増やす働きのほか、肝臓や脂肪の燃焼を抑えたり、組織への脂肪の取り込みを促進する働きもあります。

☞そうした恩恵が得られなくなることで、コレステロール値や中性脂肪値が急上昇しやすくなるのです。

☞これは言うなれば自然な変化。ですから数値の上昇をことさら心配しないでください。

意識していただきたいのは、生活習慣の見直し

☞「脂質異常症」は、遺伝的な要因、なりやすい体質、代謝系疾患や精神疾患の薬などが原因となっているほか、生活習慣の乱れが大きく影響している場合が少なくありません。

☞生活習慣を見直していくことで、脂質異常の状態を改善したり、発症を防いだりすることができます。

薬に頼らずコレステロール値や中性脂肪値を改善するには？

☞本書で紹介している方法を取り入れて、生活の中で悪玉コレステロールや中性脂肪を減らしていきましょう。

これ1冊！女性の「コレステロール」「中性脂肪」もくじ

PART 1

知識編 女性のコレステロール値は50代から変化する！

装幀デザイン　下村成子
本文デザイン・組版　朝田春未
イラスト　渡邉美里
編集協力　八木沢由香

PART 1

知識編

女性の
コレステロール値は
50代から変化する！

コレステロールも中性脂肪も必要な栄養素

コレステロールや中性脂肪にも大事な役割がある

ともすれば「悪者」にされがちなコレステロールと中性脂肪。けれども、どちらもじつは三大栄養素のひとつ「脂質」に含まれていて、健康な体づくりには欠かせません。

コレステロールの役割は、体づくりの材料です。例えば細胞を保護する細胞膜の原材料やさまざまなホルモンの材料になったり、脳の神経細胞や神経線維を保護したり、ビタミンDの原料になったり、脂肪の消化吸収に必要な胆汁酸の材料になったりと、コレステロールがあることで、私たちの体の機能は保たれているといってもよいのです。皮膚の保湿や老化防止に、ひと役買ってくれているのもコレステロールです。

中性脂肪（トリグリセライド）は脂肪細胞の中に蓄《たくわ》えられて、必要に応じて脂肪酸となり、**糖質に代わって体を動かすエネルギー源**として使われたりしています。**外からの刺激や衝撃から内臓を守る、内臓が動かないよう位置を保持する**役割も果たします。

もしコレステロールや中性脂肪が不足したら、血管や組織がもろくなり、免疫力低下、体の防御機能の低下、脳機能低下など、さまざまな支障が起きてしまいます。ですから、決して悪者ではありません。**問題は「増え過ぎてしまう」こと**なのです。

コレステロールと中性脂肪

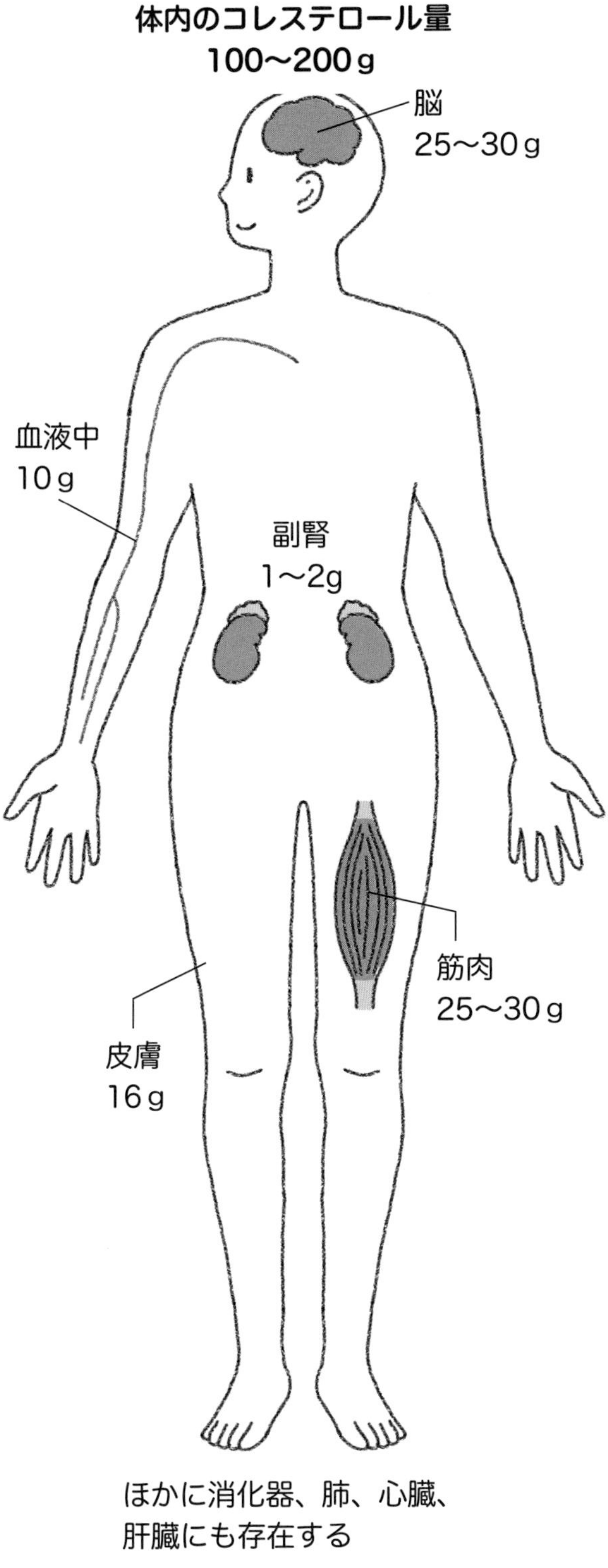

コレステロールの役割

1 細胞膜の原材料

細胞を保護し、フィルターの役割も果たしている細胞膜の原材料として使われる

2 ホルモンの材料

男性ホルモン、女性ホルモン、副腎皮質ホルモンなど、各種ホルモンの材料として使われる

3 胆汁酸の材料

脂肪の消化吸収に必要な消化液「胆汁酸」を合成する際の材料として使われる

中性脂肪の役割

1 体温を保ち、内臓を保護する

皮下脂肪や内臓脂肪として蓄えられ、体温を一定に保ち、内臓を保護したり、一定の位置に保持したりする

2 エネルギーの貯蔵庫

肝臓や脂肪細胞に貯蔵され、糖質が不足した際、代わりにエネルギー源として使われる

LDLコレステロールとHDLコレステロールは何が違う？

運ぶ係がLDL、回収する係がHDLと、役割が異なる

コレステロールに関して、よく耳にするのが「悪玉コレステロール」と「善玉コレステロール」という言い方です。「悪玉コレステロール」とは「LDLコレステロール」のことを指し、「善玉コレステロール」とは「HDLコレステロール」のことを指しています。

同じコレステロールなのに、LDLとHDLという2つの呼び方があるのは、それぞれの役割が違うからです。

LDLは、血流に乗って体の各組織にコレステロールを運ぶ「運搬係」。

一方、**血液中の余分なコレステロールや、体内の各組織で余ったコレステロールを回収して、肝臓に戻す「回収係」の役割をしているのがHDL**です。

「運搬係」であるLDLは増え過ぎると活性酸素により酸化され「酸化LDL」となります。酸化LDLは血管壁に取り込まれプラークを形成し、血管を狭くして血液の流れを悪くしたり、血栓《けっせん》をつくったりして動脈硬化を促進します。そのためLDLは悪玉と呼ばれています。

一方、余分なコレステロールの「回収係」であるHDLは、血液中のコレステロールの増加を防ぎ、動脈硬化のリスクを減らしていることから善玉と呼ばれているのです。

本当の悪玉コレステロール=酸化LDL

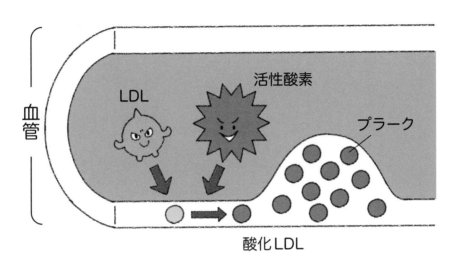

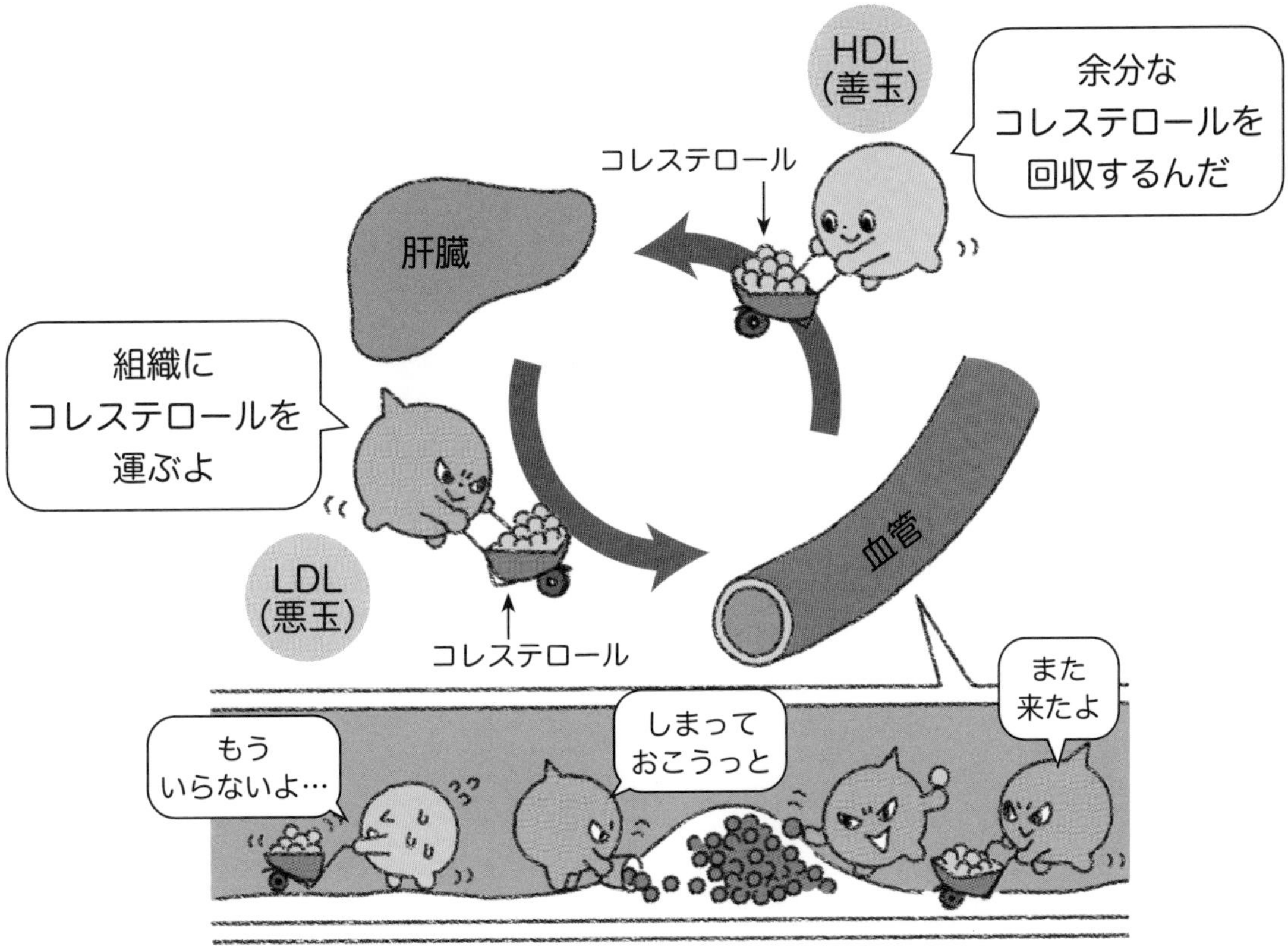

脂質異常症は動脈硬化の大きなリスク要因に

LDLや中性脂肪だけでなくHDLの数値にも要注意

コレステロールは本来、健康な体を維持するために不可欠な存在です。悪玉と呼ばれる**LDL**は、体の各部にコレステロールを届ける重要な役割をもっており、必ずしも「悪玉」ではありません。しかし**体内に増え過ぎる**と話は別で、健康上のリスクが高まります。

その**最たるリスクが**「**脂質異常症**」です。「脂質異常症」は、血液中のコレステロール量や中性脂肪の量に異常が起こっている状態で、そのままにしておくと、動脈内にアテロームと呼ばれる粥《かゆ》状の塊《かたまり》が蓄積して、動脈硬化を引き起こします。そして、そこから**狭心症や心筋梗塞といった冠動脈《かんどうみゃく》疾患、脳梗塞や脳出血などの脳血管障害へとつながっていきやすくなります。**

左図のnon-HDLコレステロールとは、LDLコレステロール、中性脂肪を含むリポタンパク、脂質異常により現れるレムナント※などを含んだ動脈硬化のリスクを総合的に知ることのできる指標です。注意してほしいのは総コレステロールやLDL、中性脂肪の数値が高い場合だけでなく、善玉であるHDLの数値が低い場合も脂質異常症とされている点です。ですから健康診断では、HDLの数値にも気をつけましょう。

※血液中のリポタンパク（中性脂肪やコレステロールがたんぱく質と結びついた複合体）が分解され生じる残り屑のこと。

脂質異常症診断基準

善玉であるHDLの数値が低くても脂質異常症となるので注意！

LDLコレステロール	140㎎/dL以上	高LDLコレステロール血症
	120〜139㎎/dL	境界域高LDLコレステロール血症
HDLコレステロール	40㎎/dL未満	低HDLコレステロール血症
トリグリセライド	150㎎/dL以上（空腹時採血）	高トリグリセライド血症
	175㎎/dL以上（随時採血）	
non-HDLコレステロール	170㎎/dL以上	高non-HDLコレステロール血症
	150〜169㎎/dL以上	境界域高non-HDLコレステロール血症

LDLコレステロール、中性脂肪を含むリポタンパク、脂質異常により現れるレムナント（残り屑）などを含んだ動脈硬化のリスクを総合的に知ることのできる指標

単位（㎎／dL）	中性脂肪	HDLコレステロール	LDLコレステロール	総コレステロール
要注意	29以下	—	59以下	139以下
基準範囲	30〜149	40以上	60〜119	140〜199
要注意	150〜499	35〜39	120〜179	200〜259
異常	500以上	34以下	180以上	260以上

低い場合も注意！

出典：「動脈硬化性疾患予防ガイドライン2022年版」 日本動脈硬化学会

女性のコレステロール値が閉経後から上がるのは自然な変化

女性ホルモンの働きがなくなることでコレステロール値は上がる

　女性のコレステロール値は、じつはある年代を境に急激に上昇します。その年代とは、閉経期にあたる50歳前後。それには女性ホルモン「エストロゲン」の分泌が関係しています。

　エストロゲンは、妊娠・出産に関わっているだけではなく、骨、脳、血管、皮膚などさまざまな場所で働いて、女性の体の健康を守っています。コレステロールとも関わりがあり、**善玉のHDLコレステロールを増やし、悪玉のLDLコレステロールを減らす役割**をしてくれています。閉経に伴うエストロゲンの欠乏によって、脂質代謝が変動することが知られています。LDLコレステロールの血中量が増えてしまい、総コレステロールや中性脂肪の値も急に高くなるのです。

　数値が高いと動脈硬化のリスクも高くなるため、健康診断で総コレステロール値やLDLコレステロール値が高かった場合、心配になったり不安を感じたりするかもしれません。

　けれども女性の体の変化からすると、閉経を迎える50代頃からコレステロールの数値が上昇していくのは自然なこと。**コレステロール値は**男女一律で考えるべきではなく、**閉経前と閉経後の女性の体の変化と照らし合わせて考えていかなくてはならない**のです。

22市町村基本健康診査結果より　総コレステロール値：H14年度～18年度の年齢階級別・年度男女比較

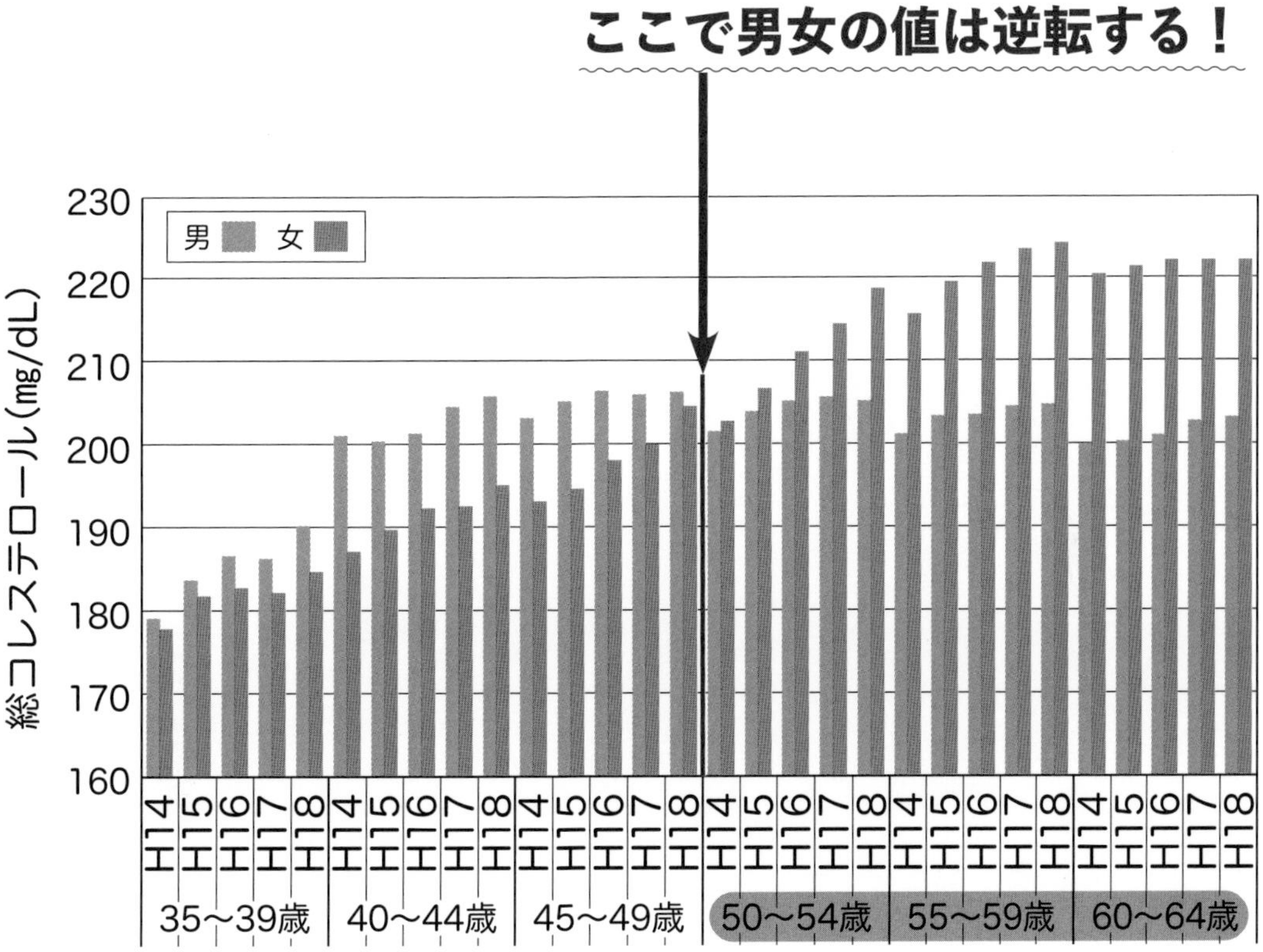

35～39歳：H16～H18は男＞女（ｐ＜0.05）、40～44歳：全年度で男＞女（ｐ＜0.05）
45～49歳：H14～H17は男＞女（ｐ＜0.05）
50～54歳：H15～H18は男＜女（ｐ＜0.05）、55歳～：全年度で男＜女（ｐ＜0.05）

総コレステロール値の高さは50代から男女逆転する。以降、60代後半、70代（グラフ省略）でも女性の総コレステロール値が高い傾向は変わらない。

動脈硬化性疾患発症のリスク判断でも男女差が考慮されている

久山町スコアによる動脈硬化性疾患発症予測モデル

1. まずはポイントをチェック！

項目		ポイント
①性別	女性	0
	男性	7
②収縮期血圧	<120mmHg	0
	120－129mmHg	1
	130－139mmHg	2
	140－159mmHg	3
	160mmHg－	4
③糖代謝異常（糖尿病は含まない）	なし	0
	あり	1
④血清LDL-C	<120mg/dL	0
	120－139mg/dL	1
	140－159mg/dL	2
	160mg/dL－	3
⑤血清HDL-C	60mg/dL－	0
	40－59mg/dL	1
	<40mg/dL	2
⑥喫煙	なし	0
	あり	2

2. ポイントの合計と年齢をチェック！＝久山町スコア

ポイント合計	40～49歳	50～59歳	60～69歳	70～79歳
0	<1.0%	<1.0%	1.7%	3.4%
1	<1.0%	<1.0%	1.9%	3.9%
2	<1.0%	<1.0%	2.2%	4.5%
3	<1.0%	1.1%	2.6%	5.2%
4	<1.0%	1.3%	3%	6%
5	<1.0%	1.4%	3.4%	6.9%
6	<1.0%	1.7%	3.9%	7.9%
7	<1.0%	1.9%	4.5%	9.1%
8	1.1%	2.2%	5.2%	10.4%
9	1.3%	2.6%	6%	11.9%
10	1.4%	3%	6.9%	13.6%
11	1.7%	3.4%	7.9%	15.5%
12	1.9%	3.9%	9.1%	17.7%
13	2.2%	4.5%	10.4%	20.2%
14	2.6%	5.2%	11.9%	22.9%
15	3%	6%	13.6%	25.9%
16	3.4%	6.9%	15.5%	29.3%
17	3.9%	7.9%	17.7%	33%
18	4.5%	9.1%	20.2%	37%
19	5.2%	10.4%	22.9%	41.1%

女性の冠動脈疾患リスクは男性ほど高くない

日本動脈硬化学会が正常範囲内と定める**「LDLコレステロール値140㎎/dL未満」という基準は、国際的な男性の臨床試験結果に基づいて出されています。**つまり国際基準を日本人に当てはめ、なおかつ男性の基準を女性に当てはめていて、女性の実状に即したものになっているとはいえません。

それによって閉経後の女性の多くが「高LDLコレステロール血症」と診断され、LDLコレステロール値を下げる薬を処方されて

脂質管理目標値設定のためのフローチャート

脂質異常症のスクリーニング

↓

冠動脈疾患またはアテローム血栓症脳梗塞（明らかなアテローム※を伴うその他の脳梗塞も含む）があるか？ → ある → **二次予防**

↓ なし

以下のいずれかがあるか？
・糖尿病（耐糖能異常は含まない）
・慢性腎臓病（CKD）　・末梢動脈疾患（PAD）
→ ある → **高リスク**

↓ なし

3．2．のチェック結果は？

久山町スコア（年齢階級別に評価）				予測される10年間の動脈硬化性疾患発症リスク	リスク分類
40−49歳	50−59歳	60−69歳	70−79歳		
0−12	0−7	0−1	−	2％未満	低
13以上	8−18	2−12	0−7	2％−10％未満	中
−	19以上	13以上	8以上	10％以上	高

久山町スコアに基づいて計算する。
※頭蓋内外動脈に50％以上の狭窄、または弓部大動脈粥腫（最大肥厚4㎜以上）
注：家族性高コレステロール血症および家族性Ⅲ型高脂血症と診断された場合はこのチャートを用いずに「家族性高コレステロール血症」、「原発性脂質異常症」をそれぞれ参照すること。

出典：「動脈硬化性疾患予防ガイドライン2022年版」　日本動脈硬化学会

います。しかし女性に関しては、コレステロール値が急上昇しても、必ずしも冠動脈疾患のリスクが高まるわけではないのです。

日本人を対象とした2※つの大きな疫学調査や人口動態統計からの分類別死亡率によると、女性は男性に比べ、どの年代においても心筋梗塞の発症および死亡リスクは低く、脳卒中についてはコレステロール値の高い女性のほうが発症しにくいとの結果が出ています。日本動脈硬化学会は冠動脈疾患及びアテローム血栓症脳梗塞の発症リスクが診断できるチェック表を用意しています。ここでは動脈硬化性疾患の発症予測モデルにおいて、男女差が考慮された計算式が使われています。ご自分の数値に不安がある方は、まずこの表でチェックをしてみましょう。

※一九九九年－二〇〇一年滋賀県高島町の調査や一九九三年－二〇〇三年 the Ibaraki Prefectural Health Study

LDLとHDLのバランスを見ることが大事

数値は基準値内でもLH比が高い場合は要注意

コレステロール値には性差があるため、総コレステロールやLDLが基準値より高い数値であっても、女性の場合すぐ動脈硬化につながるわけではありません。もちろん、だからといって放っておいてよいということではなく、コレステロール対策は必要です。

コレステロールをコントロールするには、LDLとHDLの**バランスを見ることが大切**です。知識として知っておくとよいのが、LDLコレステロール値をHDLコレステロール値で割った比率「**LH比**」。この数値が高いほど、善玉HDLが少ないことを意味します。**動脈硬化のリスクを小さくするカギは、LDLを減らし、HDLを増やすこと**なので、LH比が高めの方は気をつけましょう。

また女性は高血圧、高血糖、脂質異常症の3つが揃うと、動脈硬化の進行リスクが跳《は》ね上がります。疫学調査の結果でも、血管を傷めやすい**喫煙習慣がある場合や、高血糖からくる糖尿病、高血圧の症状がある女性は、心筋梗塞のリスクが高まる**と指摘されています。健康診断の結果では、コレステロール単独の数値に目が行きやすくなりますが、併せて血圧や血糖値、肝機能の数値に異常がないかも確認しておきましょう。

2.5以上	2.0以上	1.5未満
心筋梗塞、脳梗塞のリスクあり	コレステロールが蓄積され、動脈硬化の可能性あり	動脈はきれいで健康な状態

例えば

$$\frac{\text{LDL コレステロール値 } 130}{\text{HDL コレステロール値 } 45} = 2.8$$

LH比

コレステロール値は基準値内であっても、LH比ではハイリスクな場合も！

LH比 ＝ 悪玉(LDL)コレステロール値 ／ 善玉(HDL)コレステロール値

〈LH比〉2.0以上
注意

〈LH比〉1.5未満
健康

低い　善玉(HDL)コレステロール値　高い

LH比とは、善玉(HDL)コレステロール値と
悪玉(LDL)コレステロール値の比率のこと

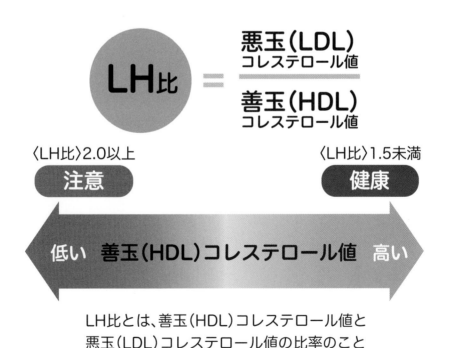

中性脂肪が増えると善玉HDLが減る!?

中性脂肪とコレステロール量は相関している

コレステロールと同様に、ぜひ気にしてほしいのが中性脂肪の数値です。なぜなら中性脂肪と悪玉LDLコレステロール、善玉HDLコレステロールは、増減において互いに関わりがあるからです。具体的には、**中性脂肪が増え過ぎると悪玉LDLが増え、反対に善玉HDLは減少してしまう**のです。

血中に中性脂肪が増えると、消化酵素「リパーゼ」の働きが弱まり、中性脂肪の分解が進まなくなっていきます。すると善玉のHDLがつくられにくくなり、血中量が減少していきます。その結果、余ったコレステロールの回収が進まなくなって悪玉LDLが増えていきます。

悪玉LDLが増えることで、脂肪細胞から分泌される脂肪燃焼作用をもつ「アディポネクチン」という物質の分泌量も減っていき、結果的に「血中の中性脂肪の増加」→「HDL減少」→「LDL増加」という悪循環を生んでしまうのです。閉経後、女性では、7割の方が、体脂肪分布が内臓脂肪型に移行するという報告があります。原因としては、「①加齢や閉経による運動量の低下や筋力の低下、②エネルギーの摂取が消費よりも大きい、③エストロゲンの低下、④男性ホルモンが相対的に高くなる」などが考えられています。

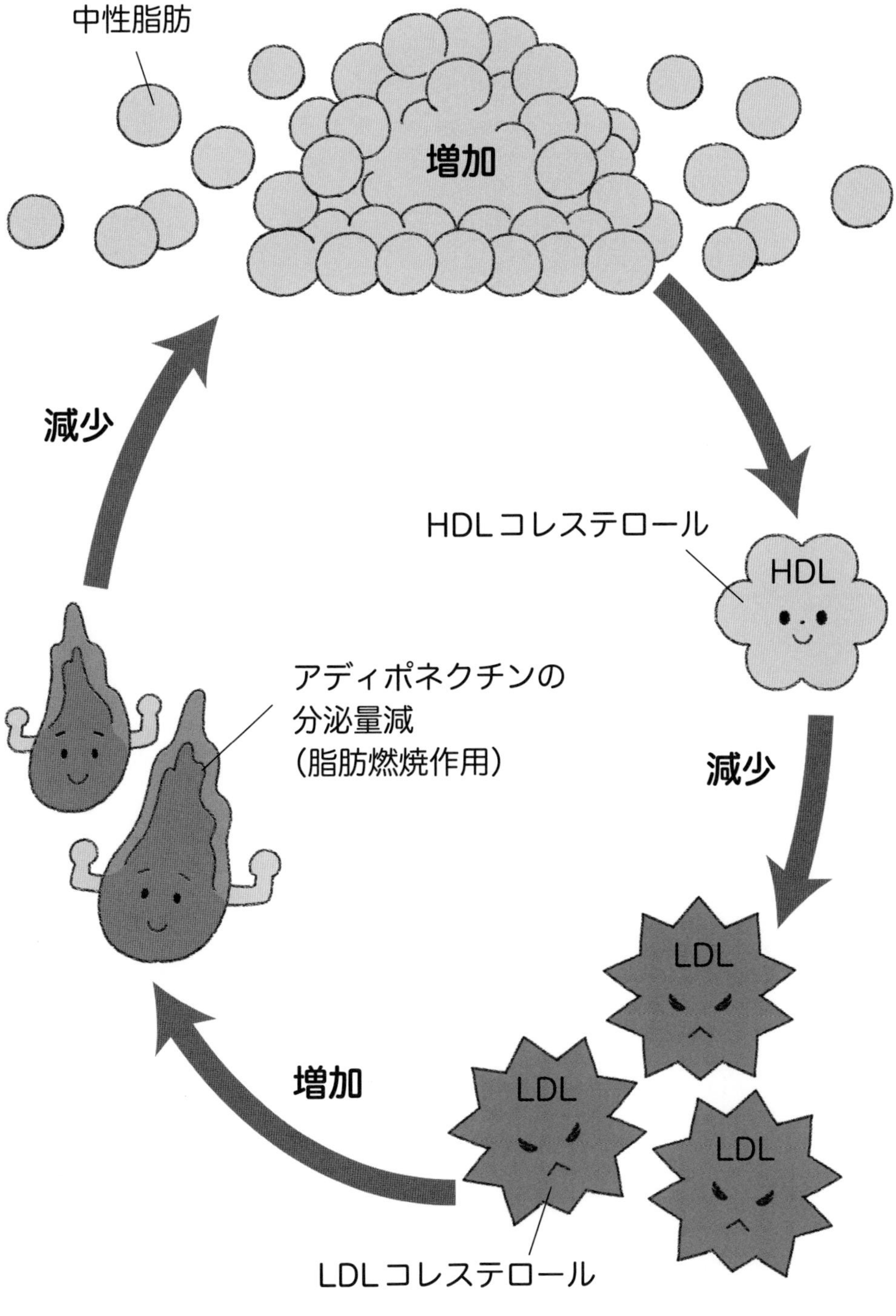

中性脂肪が増えるとHDLコレステロールは減り、
LDLコレステロールが増える

LDLは食事で減らし、HDLは運動で増やす

薬に頼るより生活改善で数値を変えよう

ここまで説明してきたように、閉経後のコレステロール値の上昇は自然なことで、基準値を上回ったとしても過剰に気にする必要はありません。すでに冠動脈をはじめとした動脈の疾患、糖尿病などがある方は別ですが、**コレステロールや中性脂肪の数値が高いだけという場合、コレステロール値を下げる薬をすぐに飲む必要はない**のです。

薬を飲むことより大切なのは、生活の中でいかにコレステロールや中性脂肪を管理していくかです。脂質異常症による動脈硬化は生活習慣病のひとつ。動脈硬化性疾患の発症リスクを高めるとされている高血圧や高血糖、肥満も生活習慣からきています。つまりは**生活を改善していくことで、数値をよくしていくことができる**のです。脂質異常症の原因は明らかで、ひとつは食生活、もうひとつは運動不足です。糖質や動物性脂肪の多い食事を続けていると悪玉ＬＤＬや中性脂肪は増えていきますし、運動が足りないと中性脂肪を燃やすことができないので、善玉ＨＤＬを増やしていくことができません。

ですからポイントは２つ。「食生活を見直して血中の悪玉ＬＤＬを減らす・増やさない」ことと、「運動して中性脂肪を燃やし、善玉ＨＤＬを増やしていく」ことです。

悪玉LDLは食べて減らす

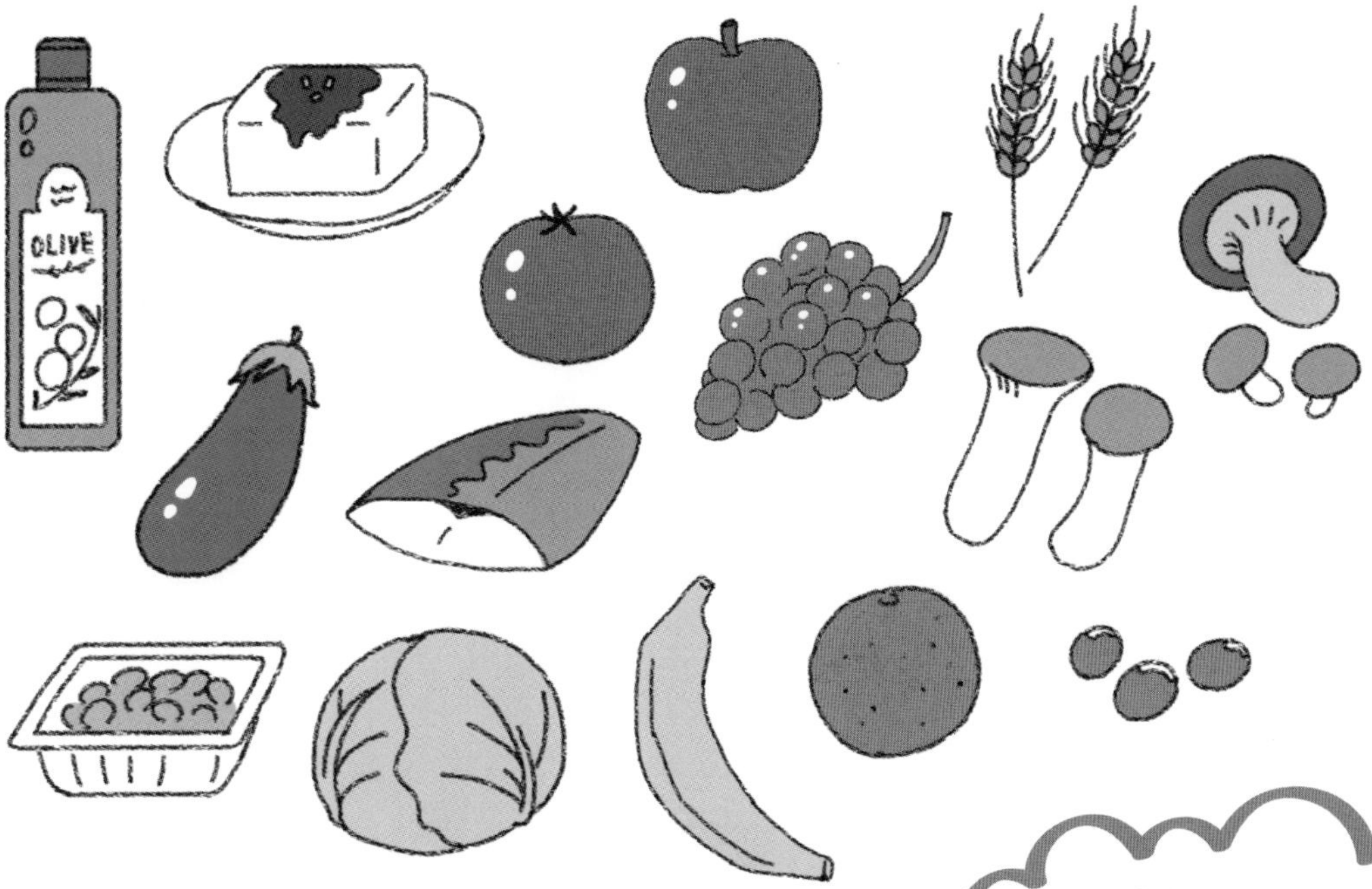

善玉HDLは運動で増やす

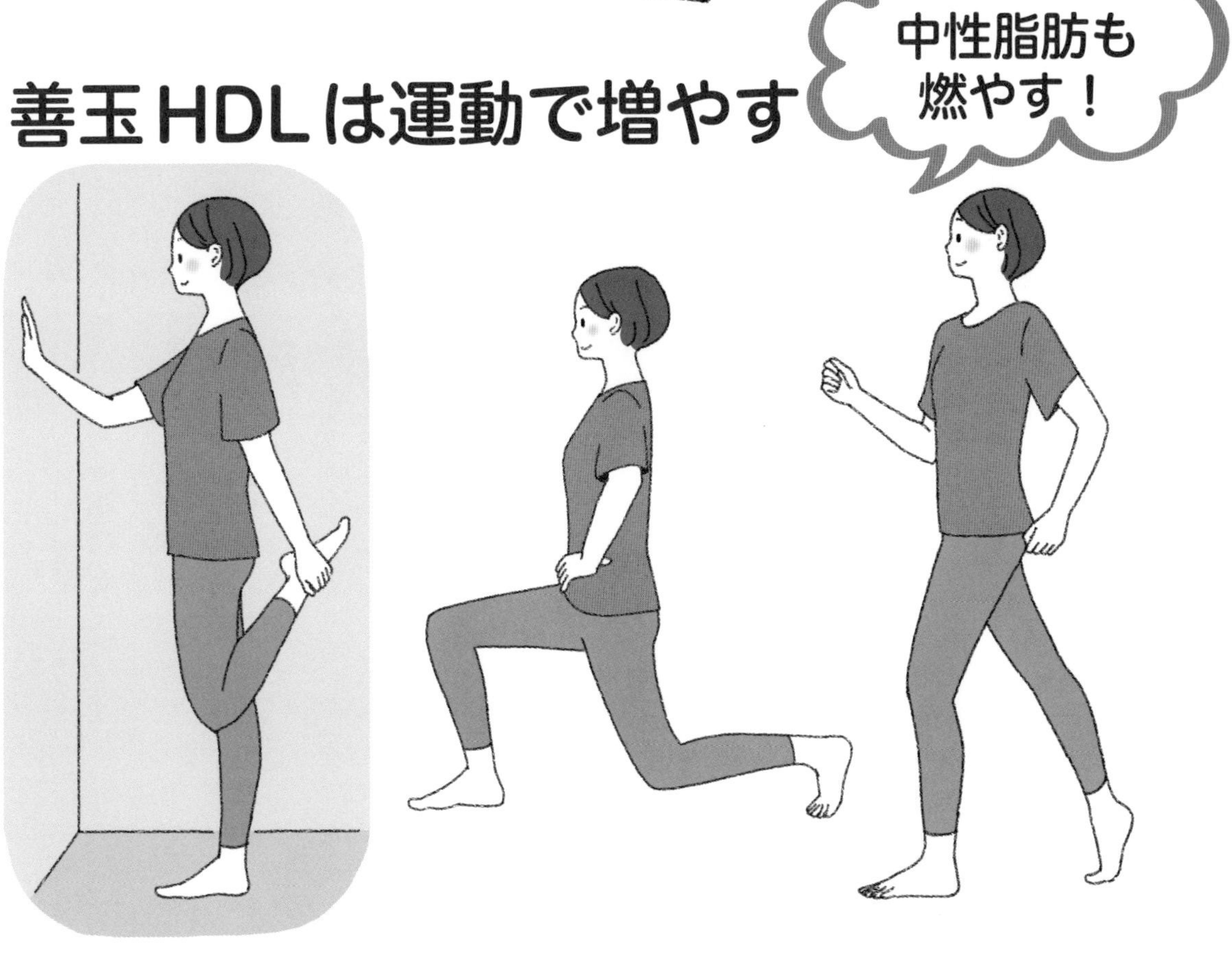

column

50歳を過ぎたら5年に1回は頸動脈エコーを受けましょう

コレステロール値や中性脂肪値だけでは、血管が健康な状態か、動脈硬化が進んでいるのかどうかを断定することはできません。そこで、50歳を過ぎたら一度受けてみるとよいのが頸《けい》動脈《どうみゃく》エコーです。

頸動脈エコーは、首にある頸動脈に超音波を当てて、血管壁の厚さやプラーク（コレステロールなどでできたコブ）の有無を調べるもの。動脈硬化では血管の壁が厚く、硬くなりますが、その様子が画像で確認できます。首の血管に兆候が見られれば、冠動脈でも動脈硬化が起こっている可能性が高くなります。

頸動脈エコー検査は健康保険が適用されます。健診や人間ドックで受けることも可能です。5年に1回くらいの頻度で継続して検査を受けておくと安心です。

PART 2

食生活編

悪玉LDLを減らし、中性脂肪を増やさない食べ方

コレステロール値を上げる食品・下げる食品・変化させない食品を知る

コレステロール値を上げやすい食品を減らすことが大切

体内にあるコレステロールは、**食事からの摂取が20%、あとの80%は体内合成で**つくられています。食事からの摂取量は全体の20%なので食べ物に神経質になり過ぎる必要はありませんが、**コレステロール値を上げやすい食品は極力減らす**など、食生活に気をつけることは大切です。

何にコレステロールが多く含まれるかを知って、コレステロール値を上げやすい食品は1回に食べる量を少なくしたり、食べる回数を減らしたりして、食事からの摂取

↑上げる食品

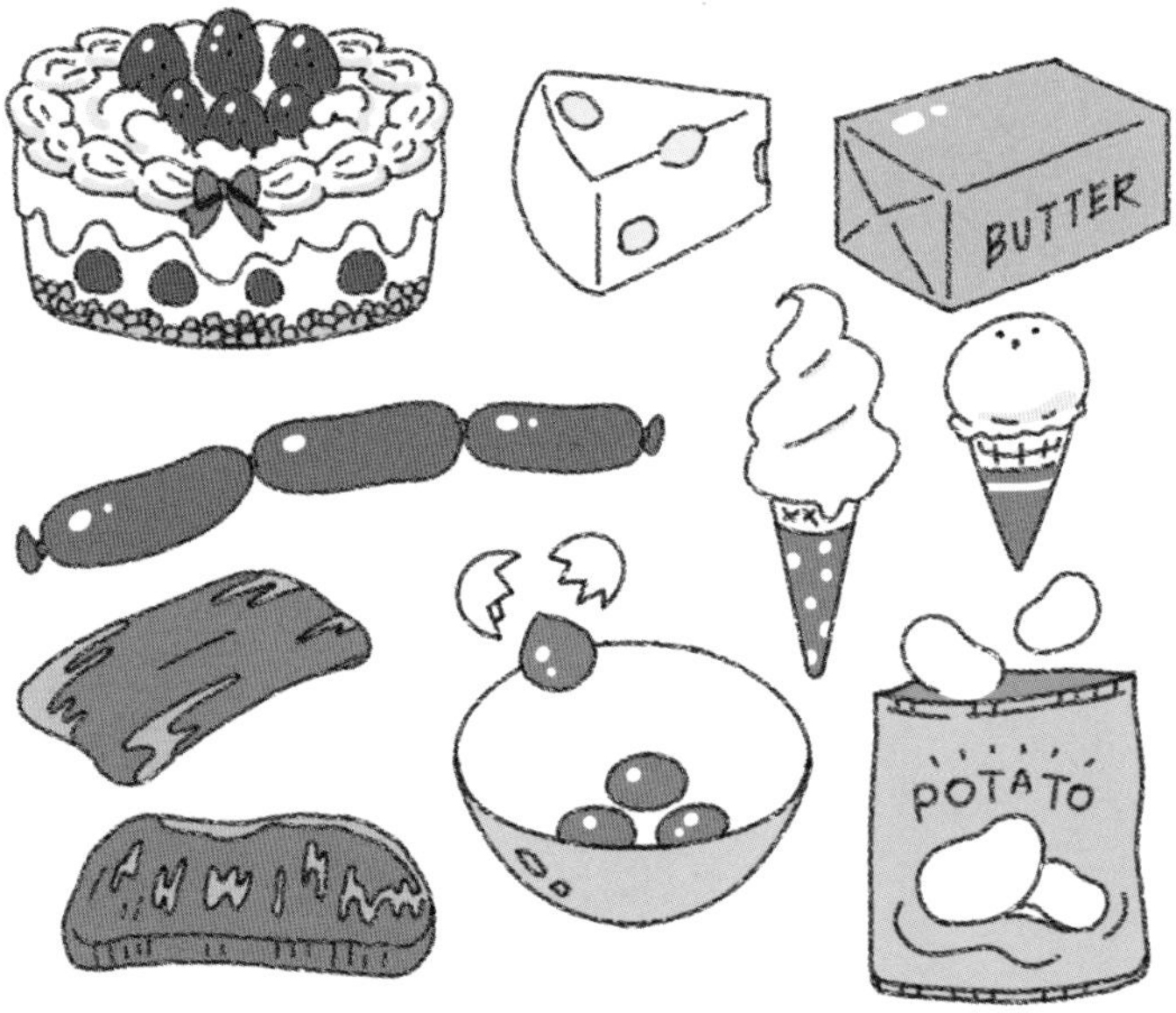

牛、豚肉の脂身　肉の加工品　バター　バターや生クリームの多い洋菓子　チーズ　高脂肪アイスクリーム　卵黄　油を使ったスナック菓子

変化させない食品

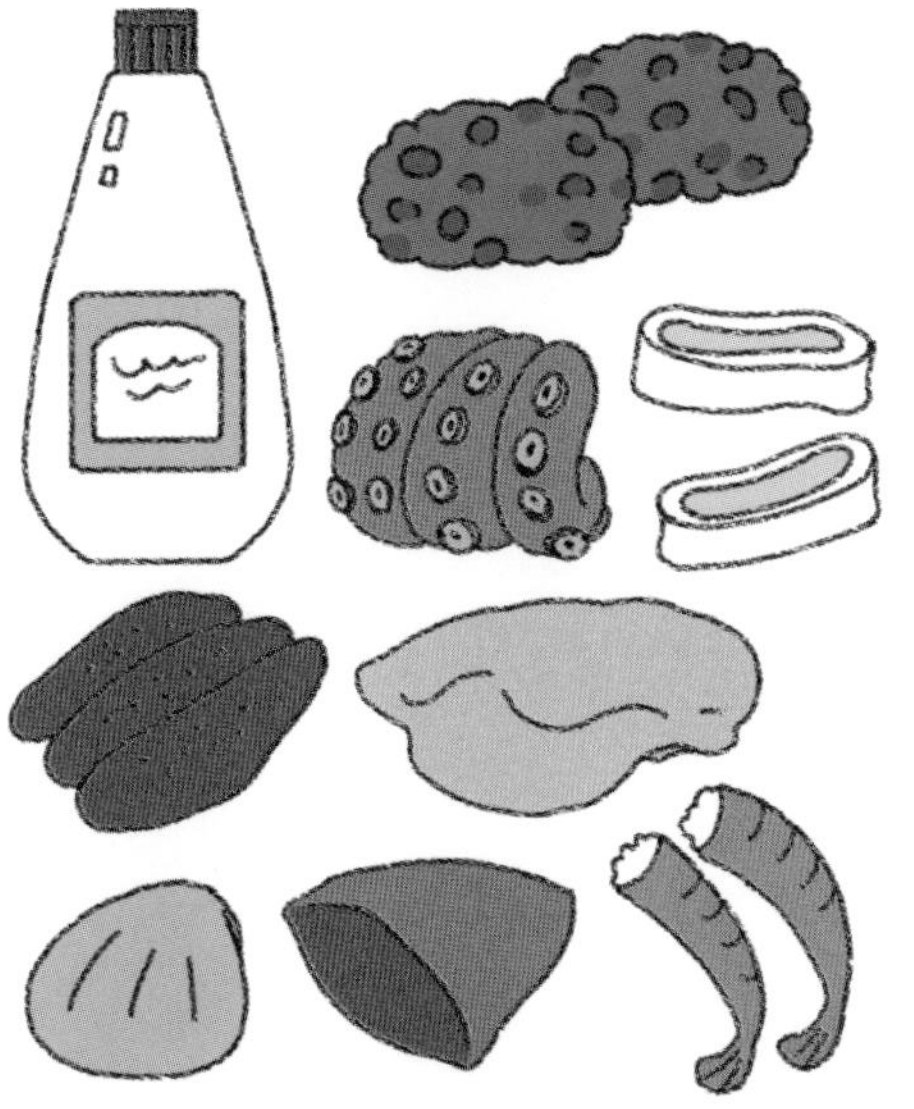

マヨネーズ　タラコやイクラなどの魚卵　鶏肉（皮なし）　レバー　イカ　エビ　タコ　貝　和菓子

下げる食品

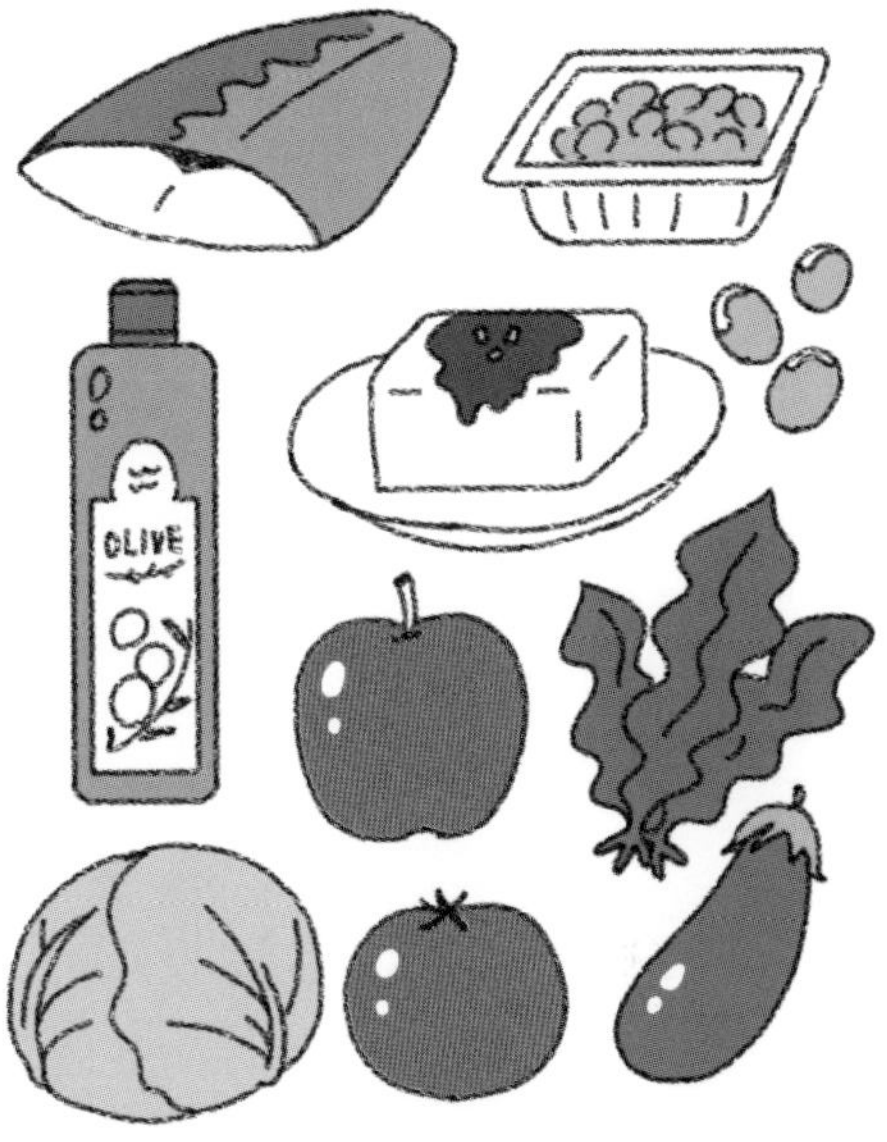

魚　大豆　大豆製品　植物油（亜麻仁油　オリーブ油　えごま油など）野菜　海藻　果物

量を極力増やさないようにしましょう。

とくに気をつけたい食品は、脂身の多い肉類、ラードやバター、乳脂肪をたくさん使った洋菓子、ベーコンやソーセージなど肉の加工品、インスタント麺やカップ麺などの加工食品、ポテトチップスなど油を使ったスナック菓子です。

また、コレステロール値を変化させるほどではないけれど、マヨネーズやタラコ・イクラなど含有コレステロールが多めの食品もあります。こうした食品は食べ過ぎに気をつけてください。

イカ、エビ、タコもコレステロールを含みますが、これらに含まれるタウリンは肝機能を高め、胆汁酸の分泌を促進してくれるので、適度に食生活に取り入れていきましょう。

1日に必要なエネルギー量を把握しておくのも大事

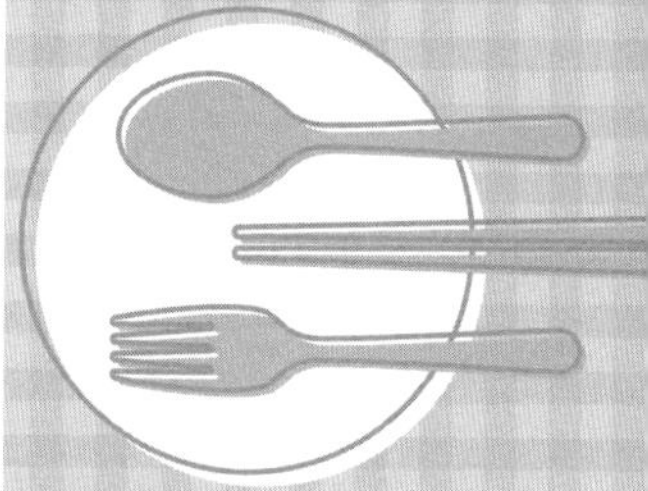

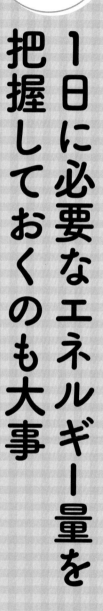

適正エネルギー摂取量の求め方

適正なエネルギー摂取量は、健康的な体重の目安とされる「標準体重」と日常の活動量である「身体活動量」から求めることができます。

$$標準体重(kg) = 身長(m)^2 \times 22$$

1日あたりの適正エネルギー摂取量 ＝ 標準体重(kg) × 標準体重1kgあたりの所要エネルギー量(kcal)

あなたの１日の適正エネルギー摂取量を計算してみましょう

［　　］(m)×［　　］(m)×22×［　　］(kcal)＝［　　］(kcal/day)

自分に必要な1日の適正エネルギー量を知りカロリーコントロールを

食べ過ぎも悪玉のＬＤＬコレステロールを増やす大きな要因となります。カロリーオーバーの食生活が続くと、エネルギーとして使い切れなかった糖質や脂質がたくさん体内に残り、それらが中性脂肪として蓄えられていきます。

前述したように、血中に中性脂肪が増えると善玉ＨＤＬは減少し、その結果悪玉ＬＤＬが増えてしまいます。また中性脂肪の増加は肥満を招き、脂質異常症に限らず、あらゆる生活習慣病の温床にもなります。

生活活動強度区分による1日の所要エネルギー量

身体活動の程度	標準体重1kgあたりの所要エネルギー量
軽労働（デスクワーク中心の人、主婦など）	25～30kcal
中労働（立ち仕事が多い人）	30～35kcal
重労働（力仕事の多い人）	35kcal～

例　身長160cm・身体活動量の程度が軽労働の方

▼

1.6×1.6×22＝56.3　標準体重56.3kg

56.3×25～30＝1407～1689

適正エネルギー摂取量：1407～1689kcal/day

とくに内臓脂肪型肥満は注意が必要です。**肥満かどうかを判断する指標**として用いられているのが「BMI」です。日本肥満学会では**「BMI25以上」を肥満と定義**しています。見た目は痩《や》せていてもBMI値が高い方は内臓脂肪型肥満の可能性があります。食べる量にも気をつけてカロリーコントロールを行い、1日に必要とされるエネルギー量を超えないようにしていきましょう。

まずは右上の計算式を使って自分にとって適正な1日のエネルギー量を計算してみてください。適正カロリーを把握したら、コレステロール値を上げやすい食品は減らしつつ、適正カロリーの範囲内でバランスのよい食事をとっていくよう心がけましょう。

LDLを減らすポイント①
飽和脂肪酸を減らす

油脂の分類

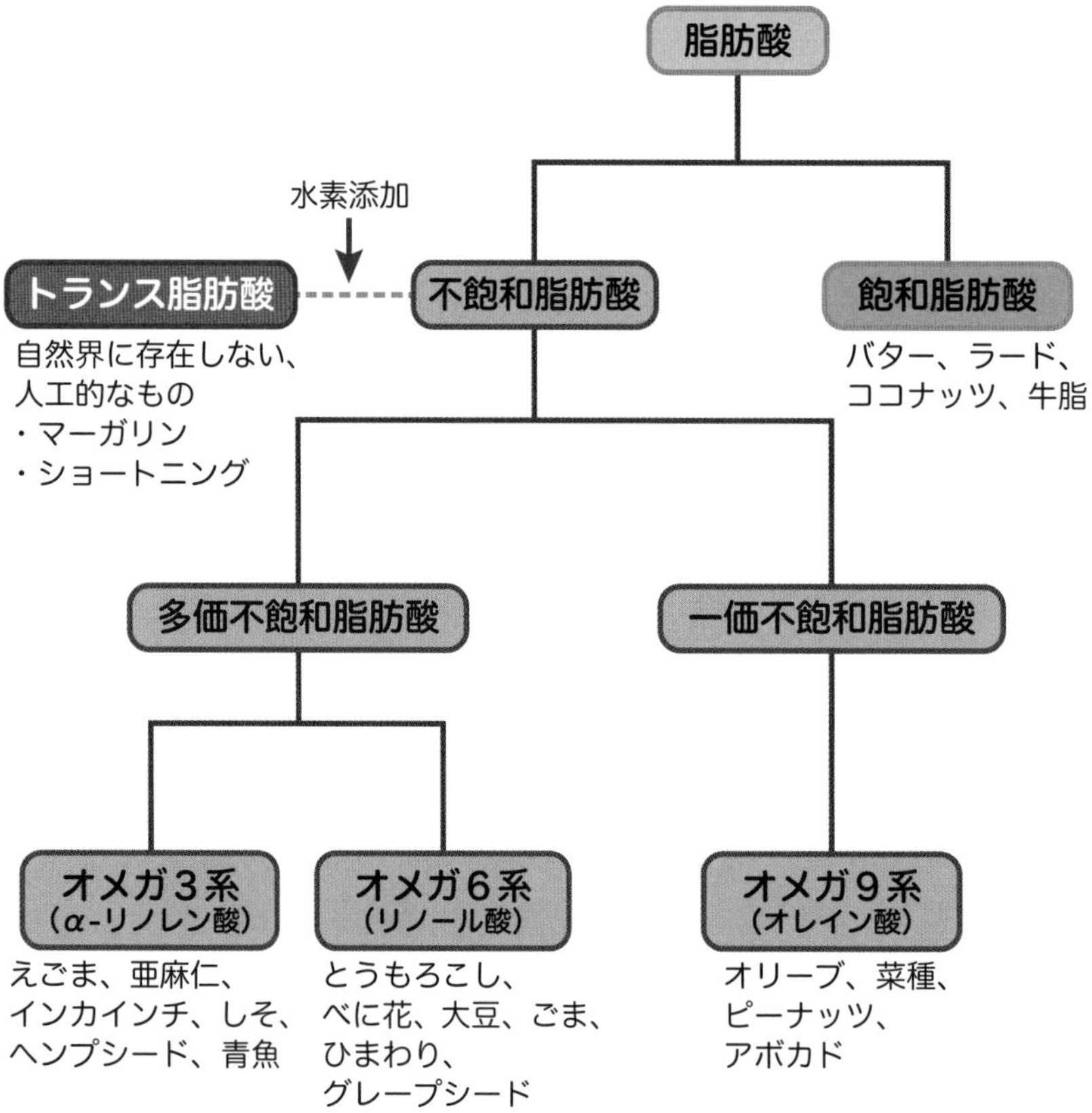

脂肪分の多い肉、動物性脂肪を使った食品をとり過ぎない

油脂の多い食事は血中のコレステロールや中性脂肪の値を上げます。とはいえ極端に量を減らすのはよくありません。**脂質も体に大切な栄養素で、1日の摂取エネルギーのうち20～25%は脂質から摂取することが必要とされている**からです。

LDL対策として気をつけたいのは、高カロリーのものの摂取を防ぐことと、**摂取する脂肪の種類を選ぶ**ことです。脂肪には「飽和脂肪酸」と「不飽和脂肪酸」の2種類があり、このうち動物性脂肪である飽和

郵便はがき

料金受取人払郵便

京都中央局
承認

5819

差出有効期間
2025年3月15日
まで

（切手は不要です）

601-8790

205

京都市南区西九条
北ノ内町十一
PHP研究所
暮らしデザイン普及部
お客様アンケート係 行

1060

ご住所 □□□-□□□□ TEL：		
お名前		ご年齢 歳
メールアドレス	@	

今後、PHPから各種ご案内やアンケートのお願いをお送りしてもよろしいでしょうか？ □NO
チェック無しの方はご了解頂いたと判断させて頂きます。あしからずご了承ください。

<個人情報の取り扱いについて>
ご記入頂いたアンケートは、商品の企画や各種ご案内に利用し、その目的以外の利用はいたしません。なお、頂いたご意見はパンフレット等に無記名にて掲載させて頂く場合もあります。この件のお問い合わせにつきましては下記までご連絡ください。（PHP 研究所　暮らしデザイン普及部　TEL.075-681-8554　FAX.050-3606-4468）

PHPアンケートカード

PHPの商品をお求めいただきありがとうございます。
あなたの感想をぜひお聞かせください。

お買い上げいただいた本の題名は何ですか。

どこで購入されましたか。

ご購入された理由を教えてください。（複数回答可）

1 テーマ･内容 2 題名 3 作者 4 おすすめされた 5 表紙のデザイン
6 その他（ ）

ご購入いただいていかがでしたか。

1 とてもよかった 2 よかった 3 ふつう 4 よくなかった 5 残念だった

ご感想などをご自由にお書きください。

あなたが今、欲しいと思う本のテーマや題名を教えてください。

飽和脂肪酸	動物性脂肪			バター・ラード・牛脂（とり過ぎ注意）	皮下脂肪になりやすく、中性脂肪やLDLコレステロールを増やす。
不飽和脂肪酸	オレイン酸	オメガ９系（n-9）	一価不飽和脂肪酸	オリーブ油・菜種油・ピーナツオイル・アボカドオイル	活性酸素の影響による脂肪細胞の増加を抑制し、代謝も促進する。
	リノール酸	オメガ６系（n-6）	多価不飽和脂肪酸	とうもろこし油・べに花油・大豆油・ごま油・ひまわり油・グレープシードオイル（とり過ぎ注意）	必須脂肪酸だが、過剰摂取は危険。
	α－リノレン酸	オメガ３系（n-3）		えごま油・亜麻仁油・インカインチオイル・しそ油・ヘンプシードオイル・青魚	体内で産生できない必須脂肪酸。脂肪になりにくい。
	トランス脂肪酸			マーガリン ショートニング（とり過ぎ注意）	LDLコレステロールを増加させる。

脂肪酸は、カロリーが高いうえ、体内でLDLコレステロールに変わりやすいことから、とり過ぎは禁物。また油脂を加工してつくられた「トランス脂肪酸」（マーガリンやショートニングなど）も、血中LDLを増やすとされているのでとり過ぎには注意しましょう。

一方、「不飽和脂肪酸」の中には、LDLコレステロール値を下げる作用をもつ**良質な油**があります。オメガ3系脂肪酸に属する**EPA・DHA**、α-リノレン酸の「**えごま油**」「**亜麻仁油**」は、LDLコレステロールや中性脂肪を減らしてくれる油脂の代表。またオレイン酸を含む**オリーブ油**もLDLと中性脂肪を減らしてくれます。青魚にはEPA・DHAが多く含まれるので、肉や動物性脂肪を使った食品を減らし、**青魚を食べる回数をできるだけ増やしましょう。**

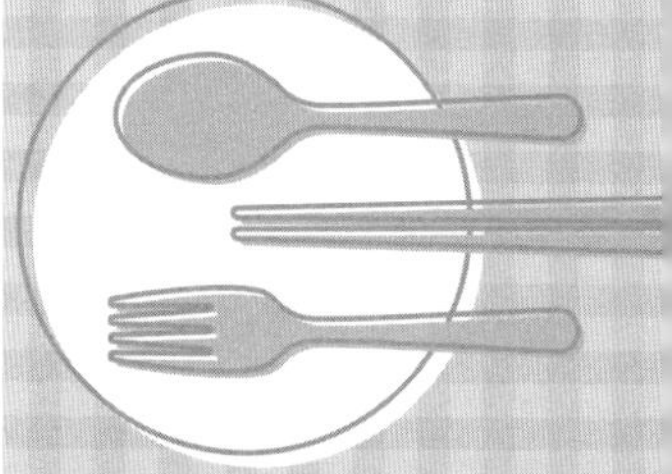

LDLを減らすポイント②
調理法で油脂の摂取率を下げる

調理法を変えるだけで余分な油脂が減らせる

油脂を減らす調理法を取り入れると油脂の摂取量が減り、悪玉LDLも減らせます。

① 揚げ物はから揚げ・素揚げにする

衣が油を多く吸収する揚げ物は、食べるなら衣の厚い天ぷら、フライ、かき揚げなどは避け、吸油率の低いから揚げや竜田揚げ、素揚げなどを。魚ならムニエル、ソテーがお勧め。

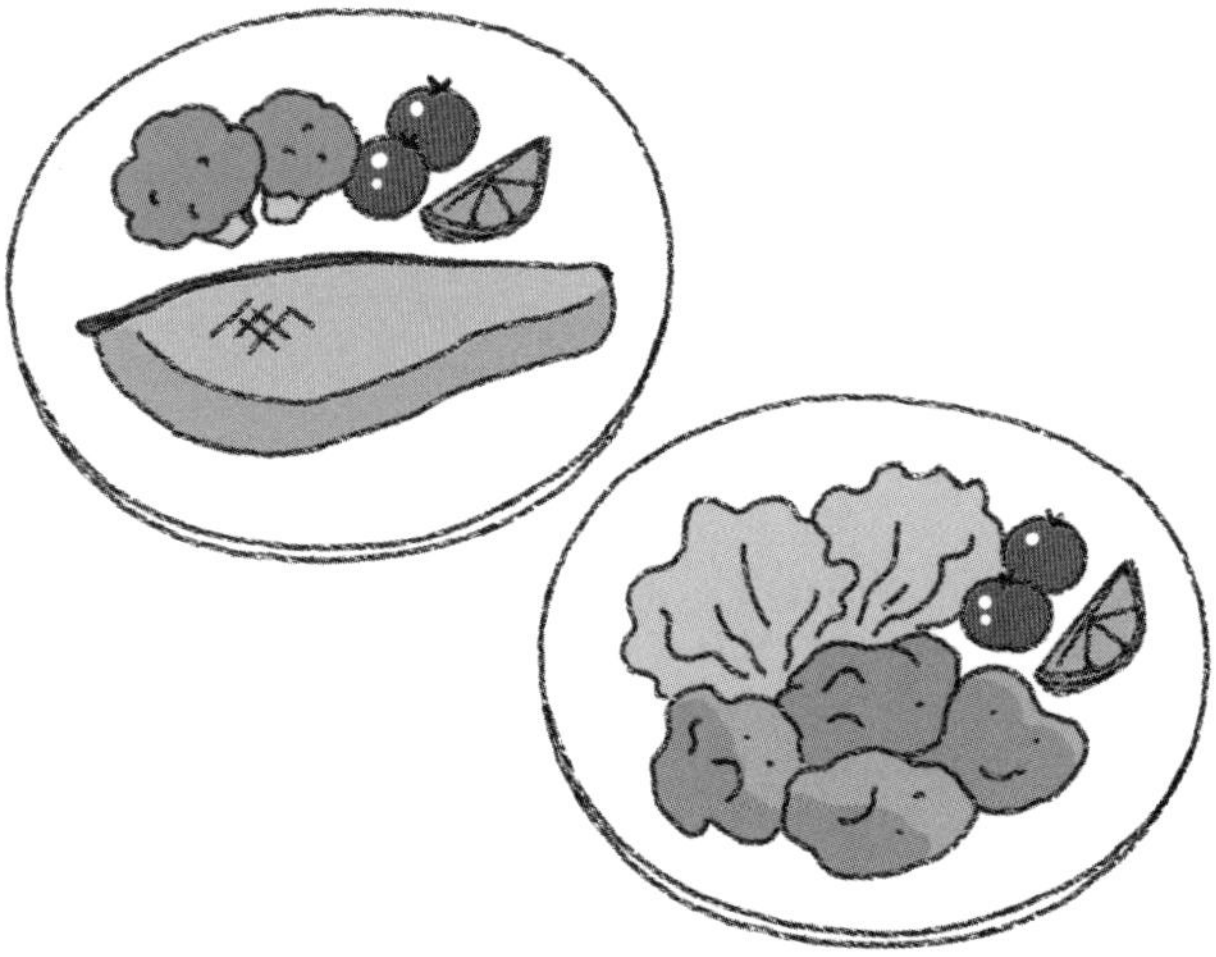

② 野菜炒めは湯がいてから炒める

野菜炒めの野菜は生からではなく、いったん湯がいて熱を通してから少しの油で炒める。

鍋に少量の水を張って野菜を蒸し煮にし、最後に少量の油を加えても。

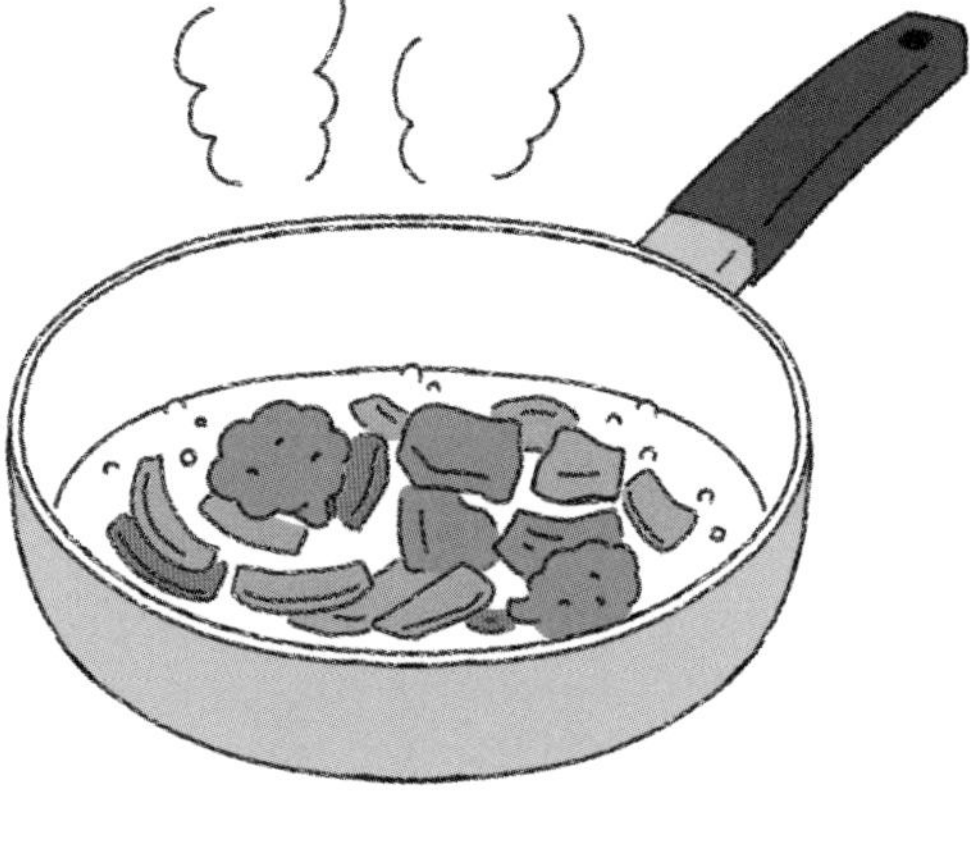

③ 煮る、ゆでる際には浮いた灰汁や脂肪分を取る

肉の煮込み料理や肉類を使ったスープ、カレーなどをつくる際は、浮いてきた灰汁《あく》や脂肪分をしっかり、丁寧にすくい取る。

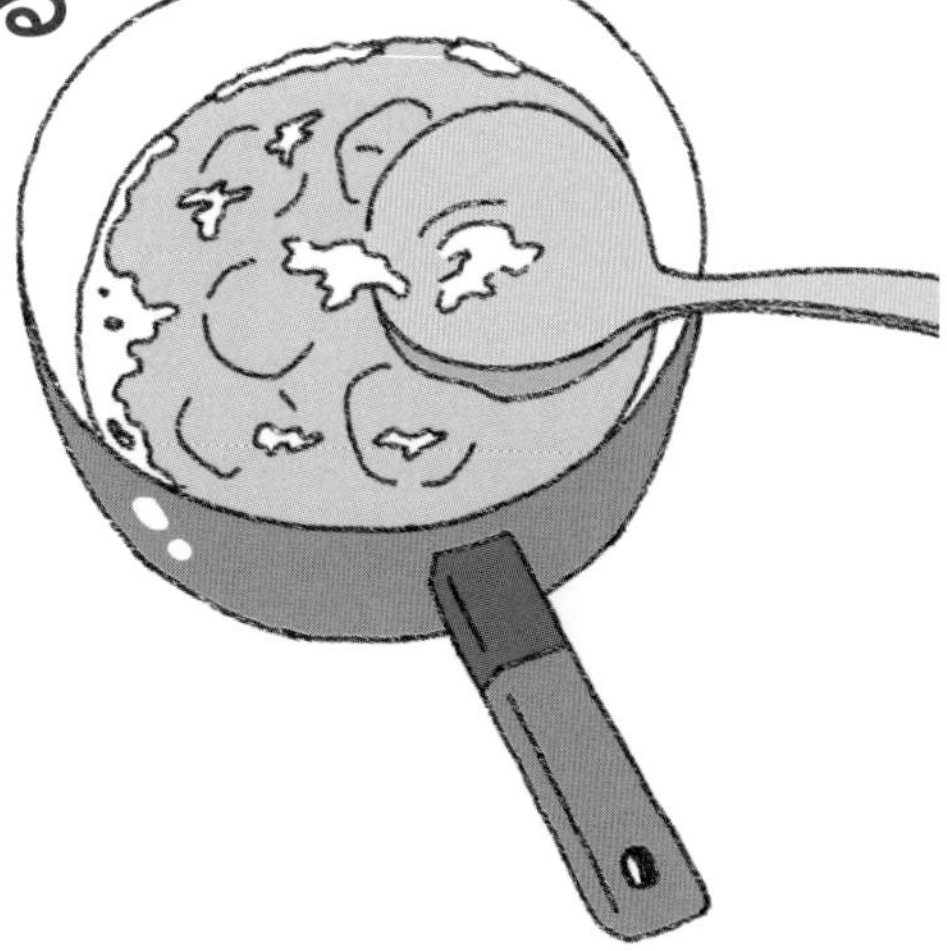

肉のゆで汁や煮汁を二次利用する際も浮いてきた脂肪分は取り除いて使いましょう。

④ 肉は蒸し料理にする

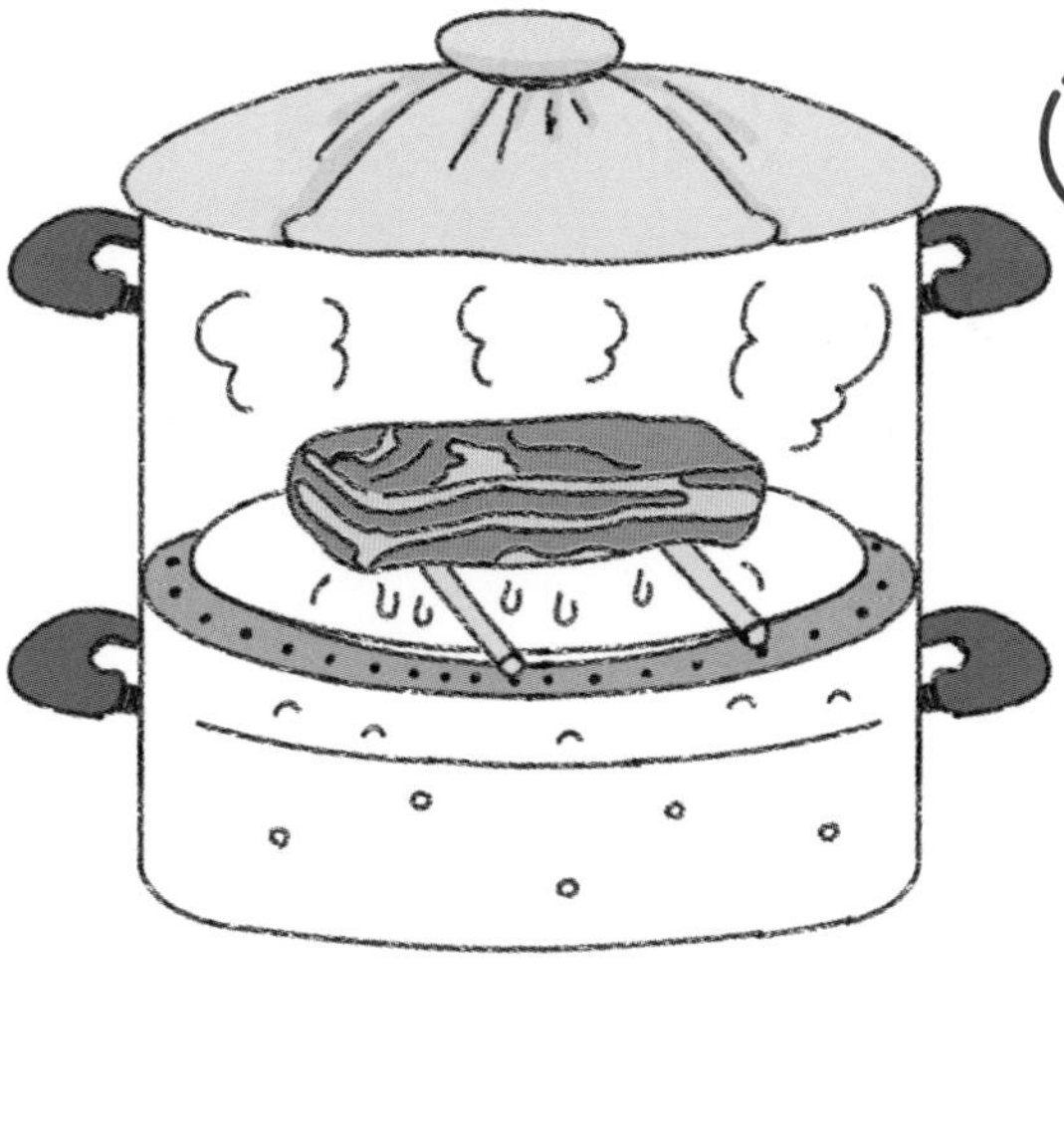

鶏もも肉、手羽先、豚のかたまり肉など、脂が多めの肉は蒸し料理にする。

蒸し器を使う場合は、皿の上に箸を渡し、その上に肉を置くと余分な脂肪分が落とせます。

⑤ 湯通しして油脂を落とす

脂身の多い肉、油揚げや生揚げなどは、熱湯を回しかけて余分な油脂を落としてから使う。

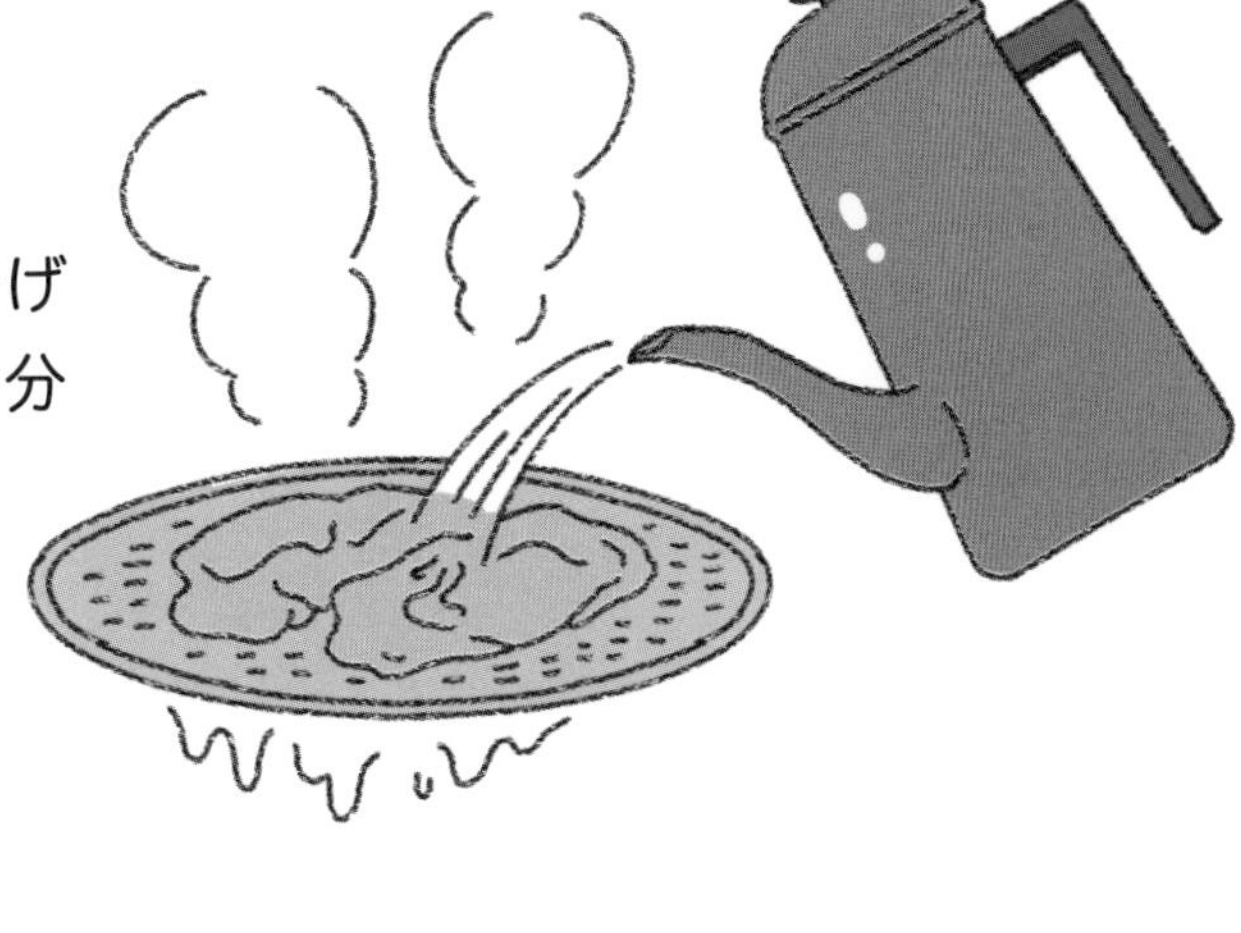

LDLを減らすポイント③

1日25gの食物繊維をとる

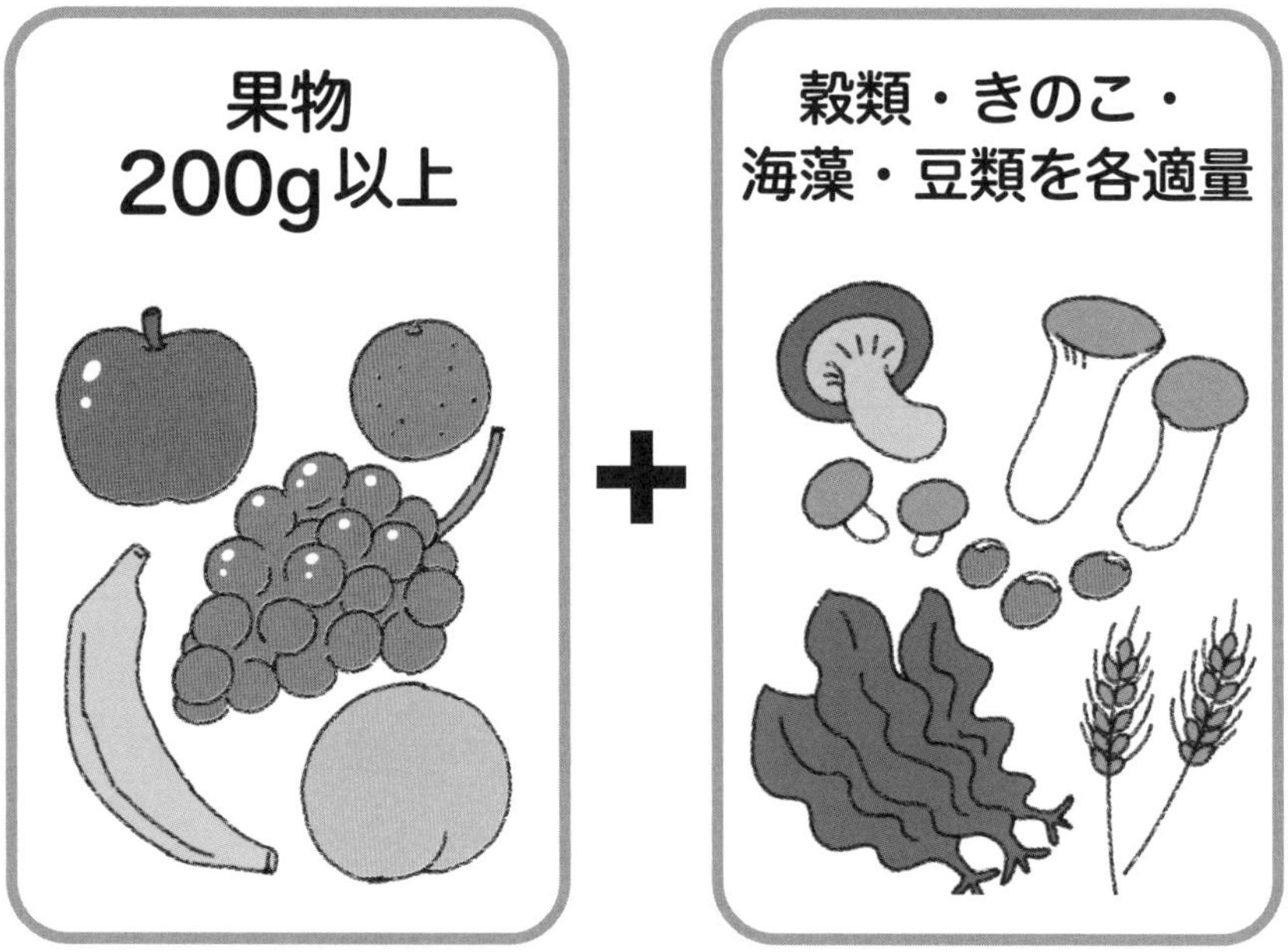

腸内のLDLコレステロール減少に貢献する食物繊維

食物繊維には、便秘解消や腸内環境の改善、糖質吸収を抑えて血糖値を下げるなどのほか、コレステロールの血中量を減らす作用もあります。

減らしてくれる仕組みは大きく2つ。ひとつが、腸内で栄養分の消化・吸収を助けている胆汁酸との関係です。

胆汁酸はコレステロールを原料として肝臓でつくられたあと、腸に分泌されます。役目を終えると、腸壁から吸収されて肝臓に戻っていくのが通常ですが、腸内に食物

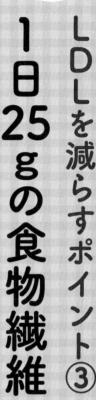

食物繊維を25g以上とるための基本の組み合わせ

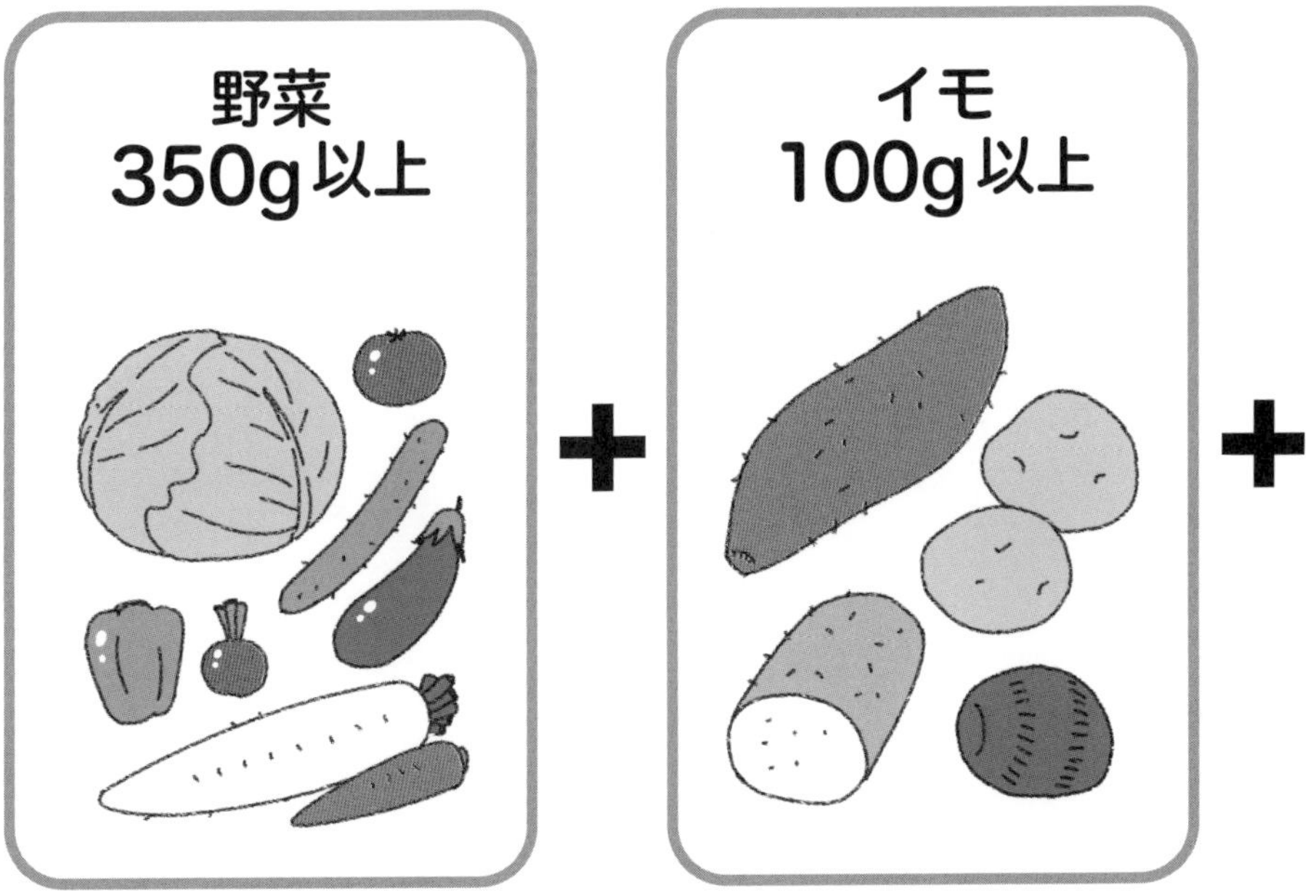

イモなら里芋、じゃがいも、さつまいも、山芋など、使う食材を変えながら多種類を少量ずつ食べるようにするとよい

繊維があると、食物繊維が胆汁酸を包み込んで便として体外に排出します。すると肝臓は、減った分を補うための材料として、血中LDLコレステロールを取り込みます。結果、LDLの量が減るのです。

もうひとつは、腸のコレステロールへの直接的な働きかけです。食物繊維が腸内を移動していくときにコレステロールも絡め取り、そのまま体外に排出してくれるので、腸のコレステロール吸収量が減り、血中量も少なくなります。

1日にとりたい食物繊維量の目標は25g以上。25gの食物繊維をとる目安は、野菜を350g以上、イモを100g以上、果物を200g以上、穀類・きのこ・海藻・豆類を各適量です。この組み合わせを意識して、食物繊維をしっかりとり入れていきましょう。

4 HDLを増やすリノール酸・α-リノレン酸・オレイン酸が豊富 → **不飽和脂肪酸**

5 血管壁に付着しているコレステロールを乳化して除去 → **大豆レシチン**

LDLを減らすポイント④

LDLコレステロール値を下げる食材をとる

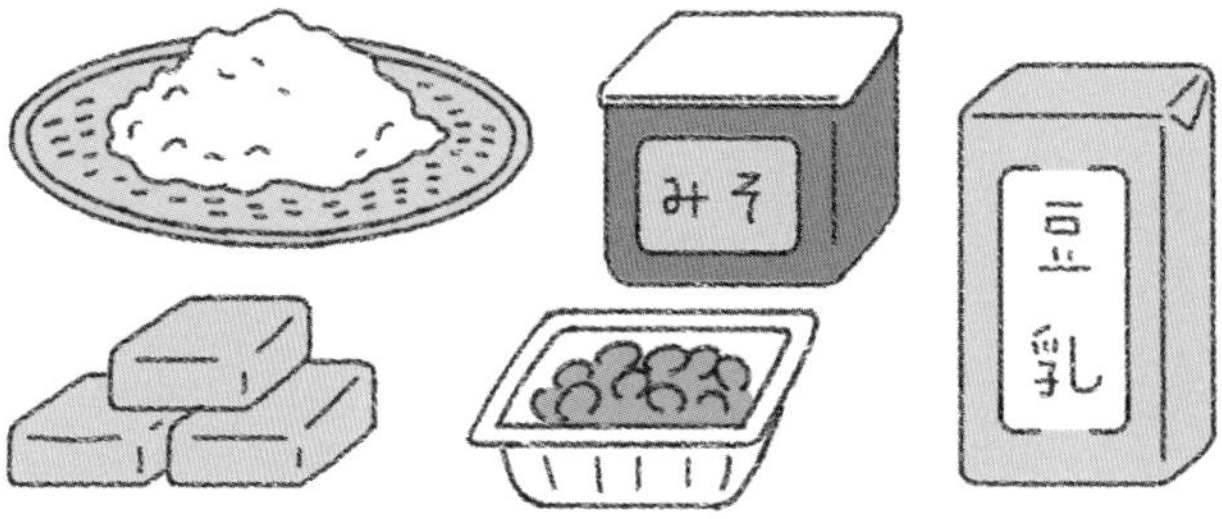

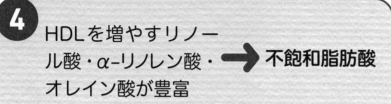

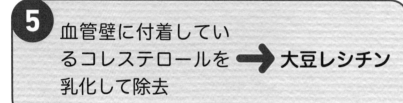

意識してとりたいのは 大豆・大豆食品

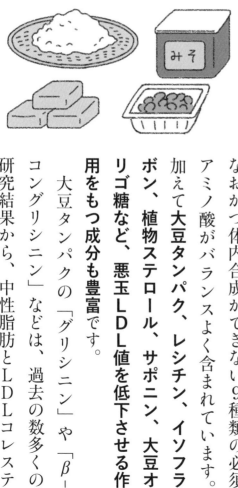

大豆には、筋肉をつくるために必要で、なおかつ体内合成ができない9種類の必須アミノ酸がバランスよく含まれています。加えて**大豆タンパク、レシチン、イソフラボン、植物ステロール、サポニン、大豆オリゴ糖など、悪玉LDL値を低下させる作用をもつ成分も豊富**です。

大豆タンパクの「グリシニン」や「β-コングリシニン」などは、過去の数多くの研究結果から、中性脂肪とLDLコレステロールを減らしてくれることが明らかにさ

大豆の成分がもつLDL低下作用

	作用		成分
1	胆汁酸の便への排出を促し、肝臓での血中LDLコレステロールの取り込みを増やす	→	大豆タンパク ビタミンE 大豆オリゴ糖
2	強い抗酸化力で、酸化LDLの発生を防ぐ	→	大豆イソフラボン サポニン
3	腸のコレステロール吸収を抑える	→	植物ステロール 食物繊維

れています。

ポリフェノールの一種である大豆イソフラボンは、悪玉LDLを減らし、善玉HDLを増やす働きがあるほか、強い抗酸化力があるため、酸化LDLの発生も防いでくれます。また大豆イソフラボンは女性ホルモンに似た働きをします。女性のコレステロール値上昇が女性ホルモンの分泌量低下と深く関係している点を考えても、積極的にとりたい食材です。大豆がもつコレステロール低下作用は、基本的に豆腐や納豆、みそ、高野豆腐、おから、豆乳といった大豆製品でも変わりません。ただし納豆は大豆オリゴ糖が失われてしまう、豆腐や豆乳は食物繊維が減ってしまうなど、加工することで含有量が少なくなってしまう成分もあります。その点、**「蒸し大豆」は大豆を丸ごと食べられる**のでお勧めです。

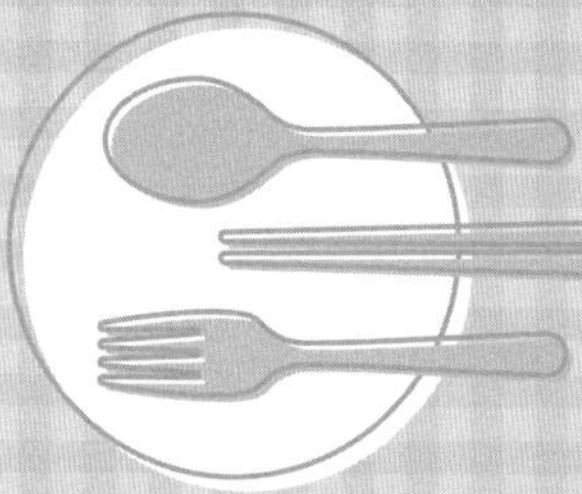

LDLを減らすポイント⑤
LDLの酸化を防ぐ抗酸化物質を含む食品をとる

抗酸化作用で酸化を防ぐ

ポリフェノール

植物がもつ苦味や渋味、エグ味といった成分で、抗酸化力が高いポリフェノールは「アントシアニン」「カテキン」「イソフラボン」など。抗酸化作用だけでなく、脂肪吸収を抑える作用もある。

カカオ、黒大豆、シナモン、ナッツ、りんご（皮の部分も）、グレープシード、ブルーベリー、イチゴ、ナス、小豆、赤ワイン、コーヒー

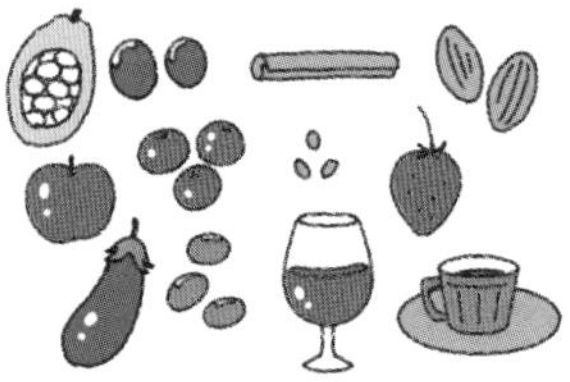

カロテノイド

活性酸素の働きを弱めてくれる成分。とくに抗酸化作用が強いのは緑黄色野菜に豊富な「β-カロテン」とトマトに多い「リコピン」。

人参、かぼちゃ、ブロッコリー、春菊、トマト

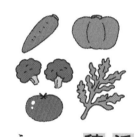

活性酸素を抑えてくれる食材を積極的にとる

LDLコレステロールが増え過ぎてしまうことによる本当の問題点は、動脈硬化を起こす真の悪玉というべき「**酸化LDL**」を増やしてしまう点にあります。

酸化LDLとは、**血中で余って行き場をなくしたLDLコレステロールが、活性酸素によって酸化させられたもの。**活性酸素はヒトの体を内側から傷つけ、老化や病気を引き起こす元凶ですが、動脈硬化も例外ではありません。

血管壁に取り込まれた酸化LDLは、異

胆汁酸の合成・分泌を促す

タウリン

肝臓の細胞を保護して肝機能を高め、胆汁酸の分泌を促進させる。また胆汁酸を体外に排出しやすくする作用もあり、血中LDL値を下げてくれる。

イカ、タコ、エビ、カニ、サザエ、ホタテ、ハマグリ、牡蠣、カツオやブリの血合い部分

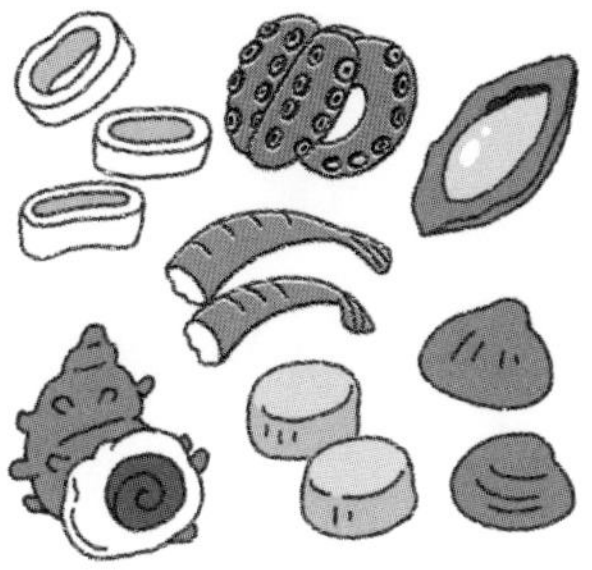

SMCS
(S-メチルシステインスルホキシド)

天然アミノ酸のひとつで、肝臓内にある酵素の働きを活性化し、胆汁酸の合成を促進。LDL排出量を増やしてくれる。

キャベツ、ブロッコリー、大根、白菜、かいわれ大根、かぶ、カリフラワー、クレソン、ケール、小松菜、青梗《チンゲン》菜、水菜、芽キャベツ、ラディッシュ

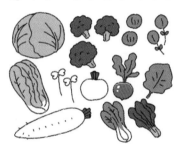

物として見なされ免疫細胞から攻撃を受けます。その残骸が蓄積して動脈硬化の元であるアテローム性プラークになっていくからです。ですから**LDLを酸化させないことも重要**です。

そのためには、食生活の中に活性酸素の働きを抑える抗酸化物質を積極的にとり入れていきましょう。

よく知られている抗酸化物質はビタミンEやビタミンC、β-カロテン、ポリフェノールなどで、植物性の食品にたくさん含まれています。

また、これら抗酸化物質に加えて、**天然アミノ酸やタウリンを含む食品・食材**もぜひ積極的に摂取してください。この2つは肝臓に働きかけ、コレステロールを材料とする胆汁酸の合成や分泌を促してくれるので、コレステロール値の改善に役立ちます。

column

お酒は飲んでいいの？　よくないの？

アルコールは適量であれば、善玉のHDLコレステロール値を上げてくれることがわかっています。HDLコレステロールが増えることで、余分なLDLコレステロールを回収する働きも上がるため、その分、動脈硬化のリスクが減るということはいえるでしょう。

また赤ワインに含まれるポリフェノールは、非常に強力な抗酸化作用をもつことでも知られています。LDLコレステロールの酸化を防ぐ効果があることから、適量を超えない範囲でとり入れるとよいでしょう。

ただしアルコールのとり過ぎは中性脂肪を増やし、結果的にコレステロール値にも影響してしまいます。適量を守って、くれぐれも飲み過ぎないようにしましょう。

お酒の種類	ビール	焼酎	焼酎	日本酒	ワイン	ウイスキー	缶チューハイ	果実酒
度数	5%	20%	25%	15%	12%	43%	5%	13%
適量（アルコール20g相当）	500mL（中ジョッキ1杯）（中ビン1本）	140mL（0.8合）	100mL（0.6合）	180mL（1合）	200mL（グラス2～3杯）	60mL（ダブル1杯）	500mL（1.5缶）	200mL（ロック4杯）

PART 3

運動編

体を動かす習慣が
善玉HDL値を高くする

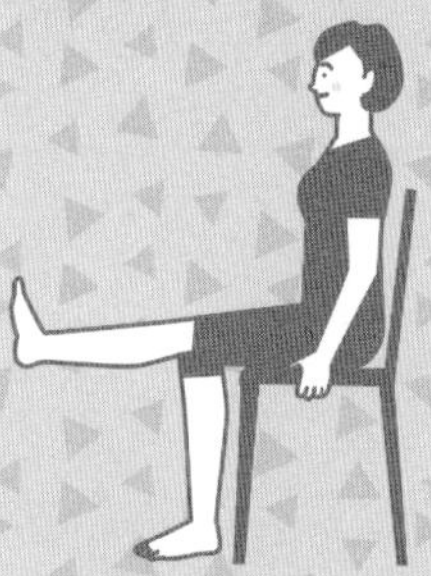

中性脂肪を減らすことが善玉ＨＤＬアップのカギ

「運動」で中性脂肪を燃やすとコレステロール値も改善される！

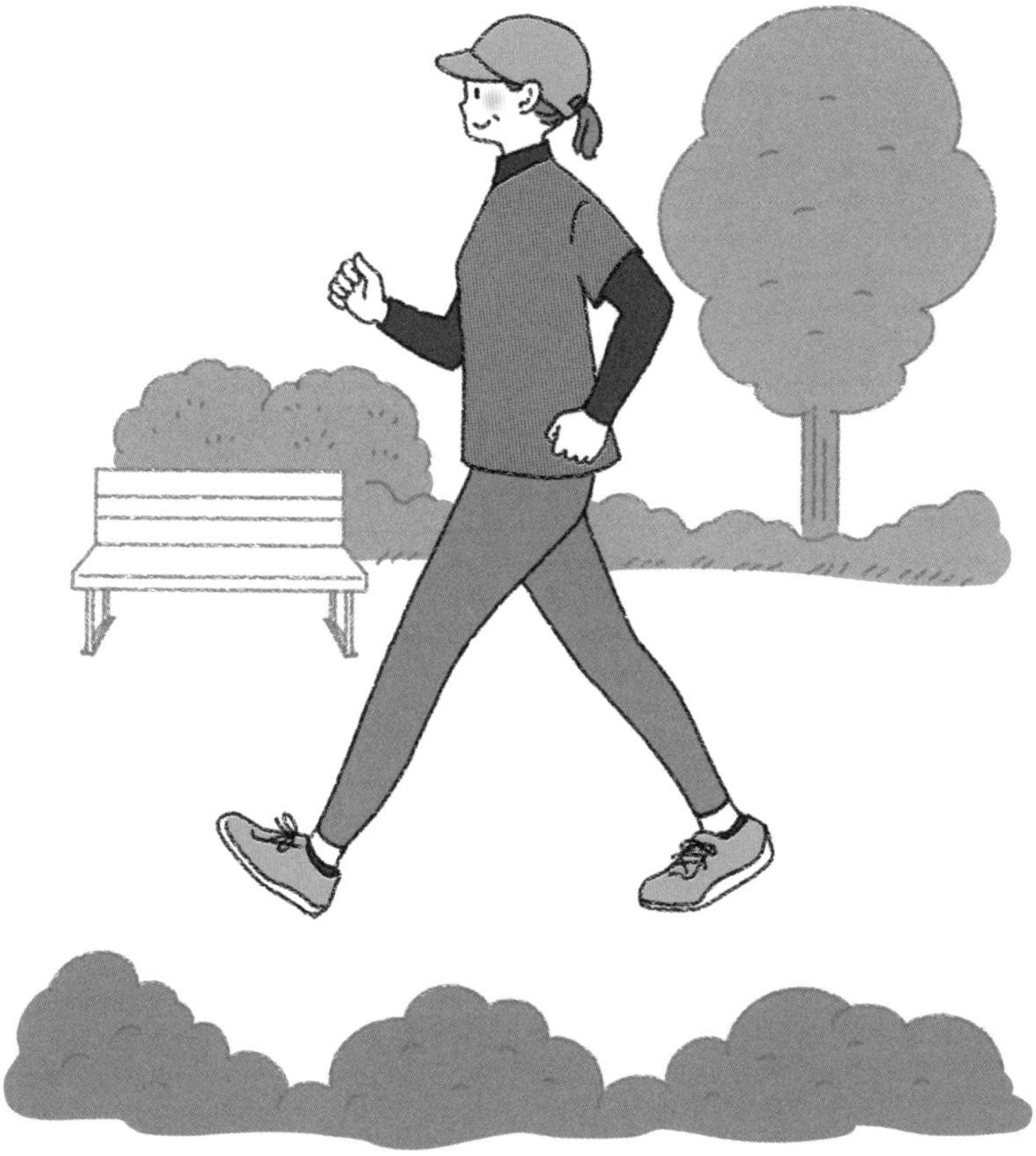

悪玉ＬＤＬコレステロールは食生活の改善が対策の中心になりますが、善玉ＨＤＬコレステロールは、中性脂肪を減らしていくことがポイントになります。中性脂肪が増えると悪玉ＬＤＬも増え、反対に善玉ＨＤＬは減ってしまう関係にあります。ですから中性脂肪を減らしていけば、ＨＤＬコレステロールは増えていきます。

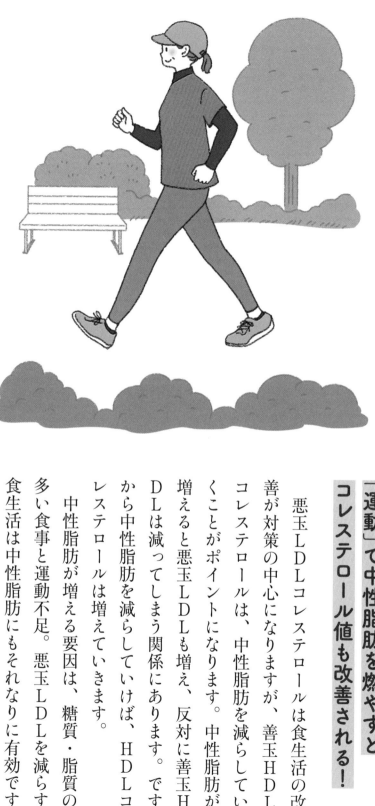

　中性脂肪が増える要因は、糖質・脂質の多い食事と運動不足。悪玉ＬＤＬを減らす食生活は中性脂肪にもそれなりに有効です

1日の歩数が多いとHDL値は高くなる

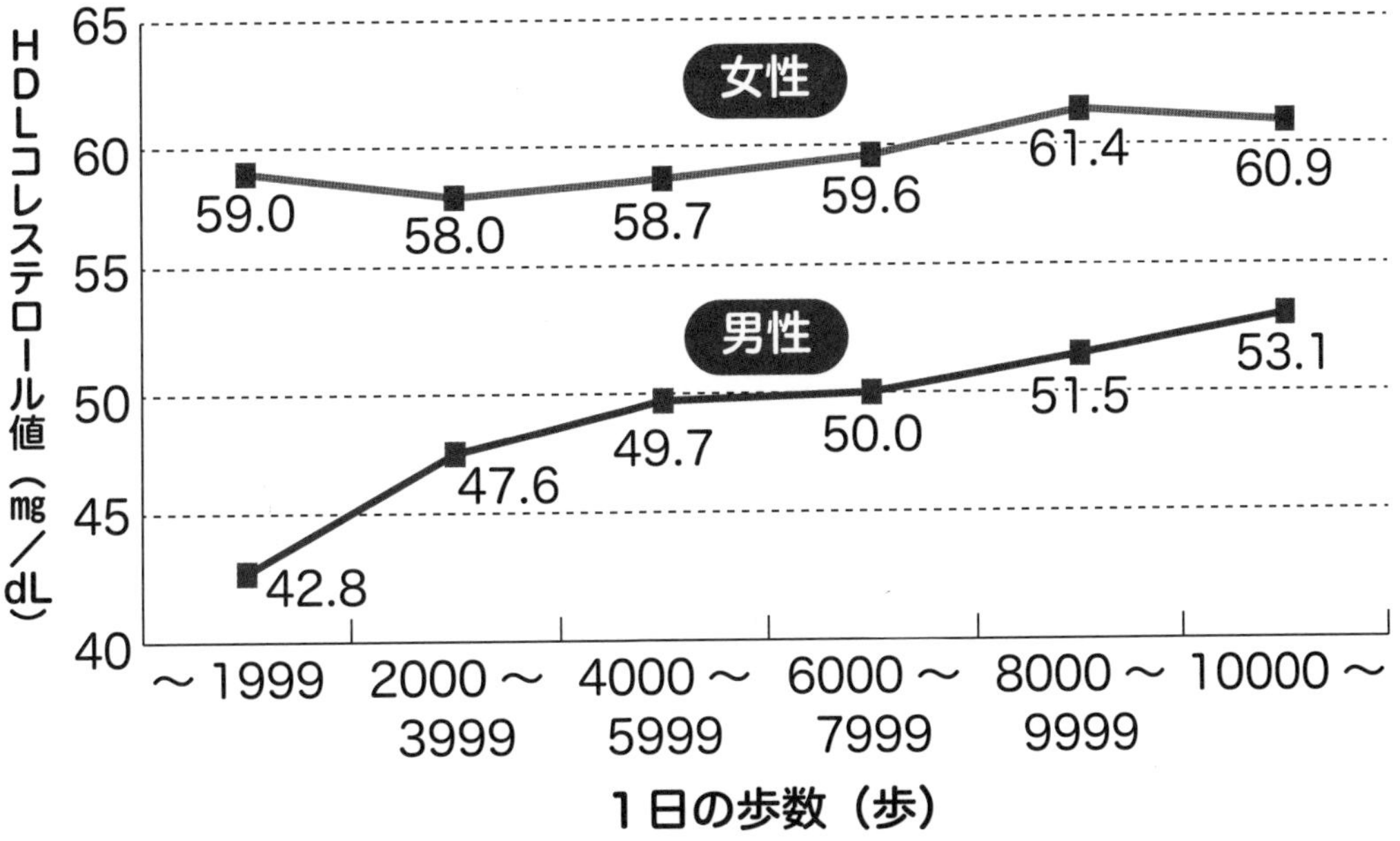

出典：国立健康・栄養研究所「国民健康・栄養調査」（厚生労働省）：1991年（平成3年）を参考に作成

が、そこに運動を加えないと大きな減少効果は得られません。つまり**中性脂肪を減らして、善玉HDLを増やす最善の方法は「運動」**なのです。

数々の研究でも、運動がコレステロール値の改善に効果的なことがわかっています。

過去の大規模研究では、「長距離ランナーやジョギングを行っている人は、短距離ランナーや運動をしていない人よりHDLコレステロール値が高い」ことが証明されていますし、ウォーキングや軽いジョギングを継続的に行うと、HDLコレステロールが増えるといった研究報告もたくさんあります。

回収係である善玉HDLを増やす、あるいは減らさないためにも、中性脂肪を燃やしてくれる運動を日常に取り入れていきましょう。

目安は「3メッツ以上」の運動を取り入れること

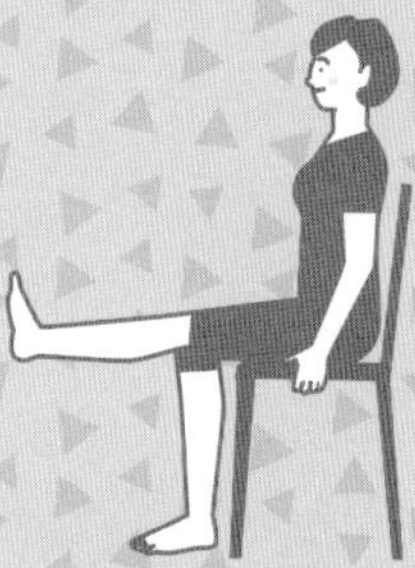

メッツ	運　動
1.5〜2.9	ストレッチング、ヨガ、座ってラジオ体操
3.0〜3.9	軽い筋トレ、ボウリング、ゴルフ、社交ダンス、バレーボール
4.0〜4.9	ウォーキング、卓球、ラジオ体操、テニス（ダブルス）
5.0〜5.9	速いウォーキング、アクアビクス、バドミントン、野球、ソフトボール
6.0〜6.9	ゆっくりジョギング、強い筋トレ、バスケットボール、ゆっくり水泳、山を登る
7.0〜7.9	ジョギング、エアロビクス、テニス（シングルス）、サッカー、スキー
8.0以上	ランニング、サイクリング、水泳

メッツ	生活活動
1.5〜2.9	立位、炊事、楽器演奏、子どもの世話、ゆっくり歩行、植物への水やり、ガーデニング、洗濯
3.0〜3.9	普通歩行、掃除、階段を下りる、子どもと遊ぶ、荷物の積み下ろし、車いすを押す
4.0〜4.9	自転車に乗る、苗木の植栽、庭の草むしり、工作、軽い農作業
5.0〜5.9	速歩、軽い荷物運び
6.0以上	雪かき、家の修繕、きつい農作業、重い荷物運び、階段を上がる

「ややきついかな」と感じる運動レベルが効果的

運動が効果的といわれても、運動習慣がないと始めるまでのハードルは高くなりがちです。いきなり頑張り過ぎると体を痛めてしまうことにもなりかねないので、くれぐれも無理は禁物。自分の体の状態や体力に合った「適度な運動」を取り入れていくようにしましょう。

「適度な運動」の目安として知っておくとよいのが運動強度です。

国が健康づくりとして推奨しているのは、運動強度の指数が「3メッツ以上」の運動

自分の感覚でつかむ運動の強度

軽過ぎる	とても楽に感じる／運動をした気がせず、もの足りなく感じる／汗をまったくかいていない（運動の習慣を開始したばかりならこの程度でも問題なし）
適度な強度	体に軽く負荷はかかっているが、無理なくできる／少し汗をかいているが、心地よく運動できる／普通に呼吸できる／笑顔のまま、運動を続けることができる／運動が終わっても息が切れない
強過ぎる	運動がきついと感じる／緊張する／汗を大量にかいている／息が切れて、呼吸が苦しい
危険なので すぐに中止する	胸が痛くなり、苦しい／息をするのが苦しい／気分が悪い／吐き気がする／頭痛がする／めまいがする／冷や汗が出る／疲れ方が激しい／足がもつれる／筋肉や関節に強く痛みが出る

運動強度が軽過ぎても強過ぎても効果は得られない

を、息が弾《はず》み、汗ばむくらいの強度で行うことです。軽過ぎても、強過ぎても運動効果は得られないので、**「ややきついかな」と感じるくらいを運動時の目安**にしてください。

取り組む運動としてのお勧めは有酸素運動です。

1キロの脂肪を消費するのに必要なのは7000kcal。60分のウォーキングが240kcalですから、1か月毎日60分のウォーキングを続ければ、体脂肪を1kg落とせる計算になります。

いきなり運動するのは不安という方は、同じく「3メッツ以上」の生活活動で体を動かすことを増やし、体が慣れてきたら有酸素運動を始めていくとよいでしょう。大切なのは毎日体を動かすこと。そのためにも無理のない範囲で取り組みましょう。

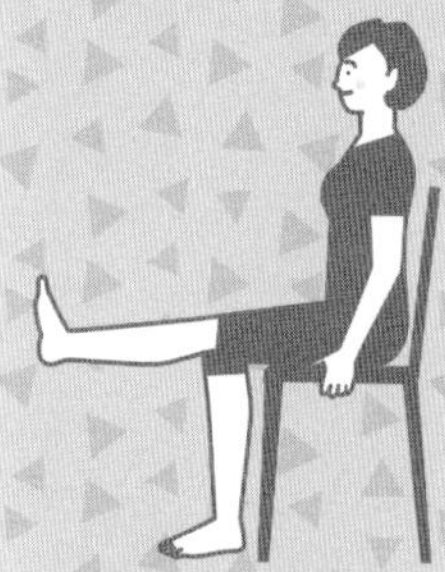

ストレッチ＋有酸素運動＋ゆる筋トレの3ステップで効果が倍増

組み合わせ運動で脂肪燃焼をもっとパワーアップ！

STEP1

ストレッチ

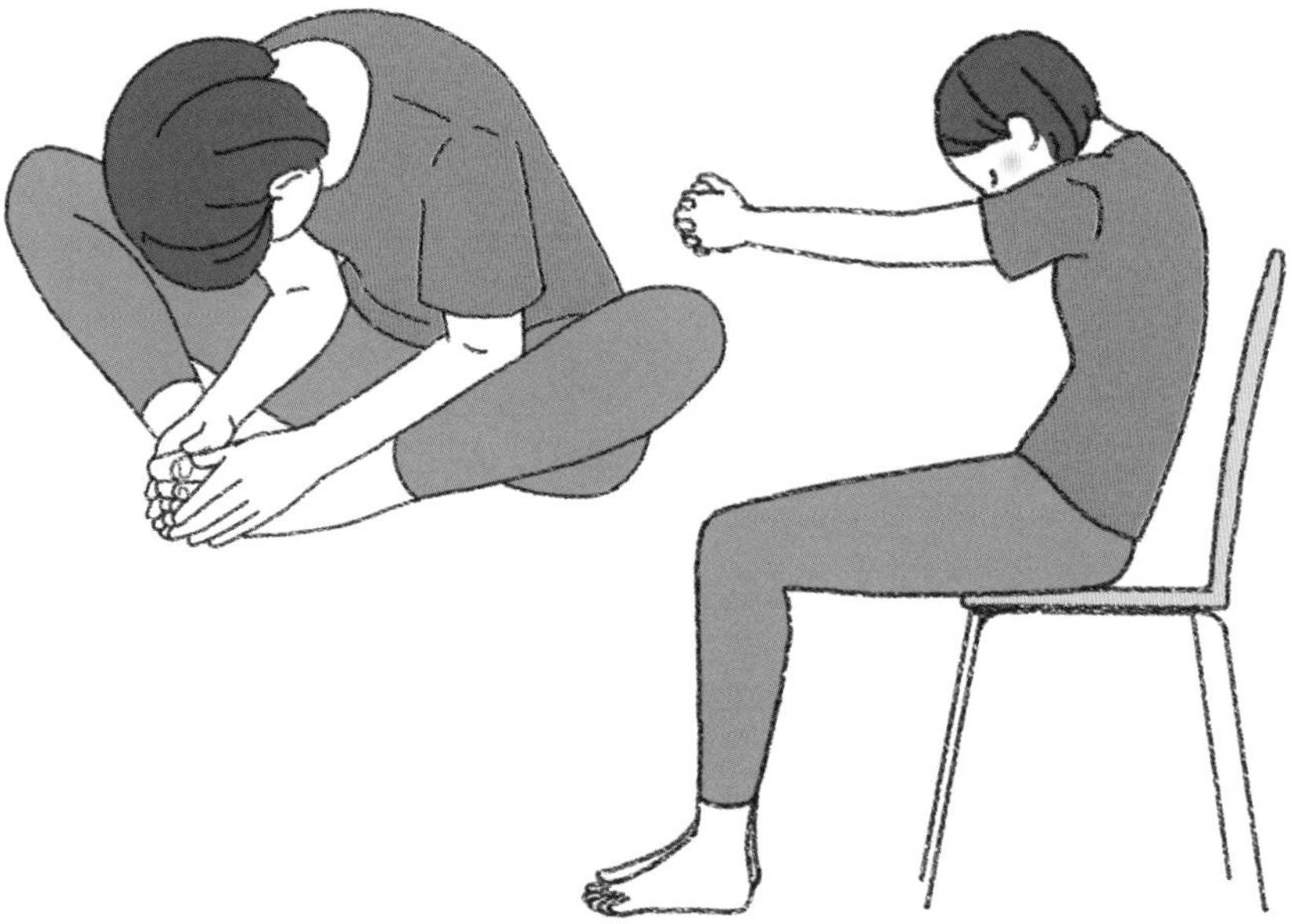

「適度な運動」は、必ずしもスポーツでなくても構いません。手軽にできるウォーキングのような有酸素運動を習慣にするだけで、運動による効果を得ることができます。「いきなりウォーキングを始めても続かないかも」という方は、エスカレーターの代わりに階段を使う、買い物時にあえて遠回りするなど、日常での歩数を増やすところからスタートを。

　踏み台を昇ったり降りたりする「踏み台昇降」など、室内でできる**有酸素運動**を取

STEP 2

有酸素運動

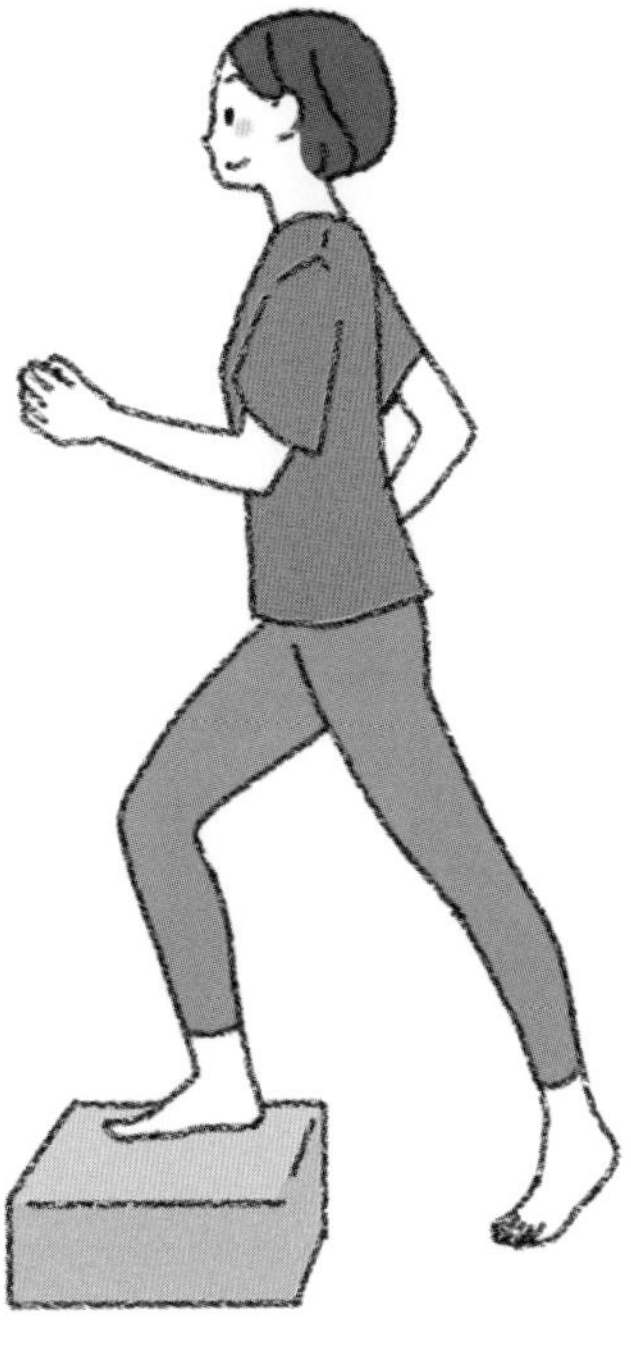

STEP 3

ゆる筋トレ

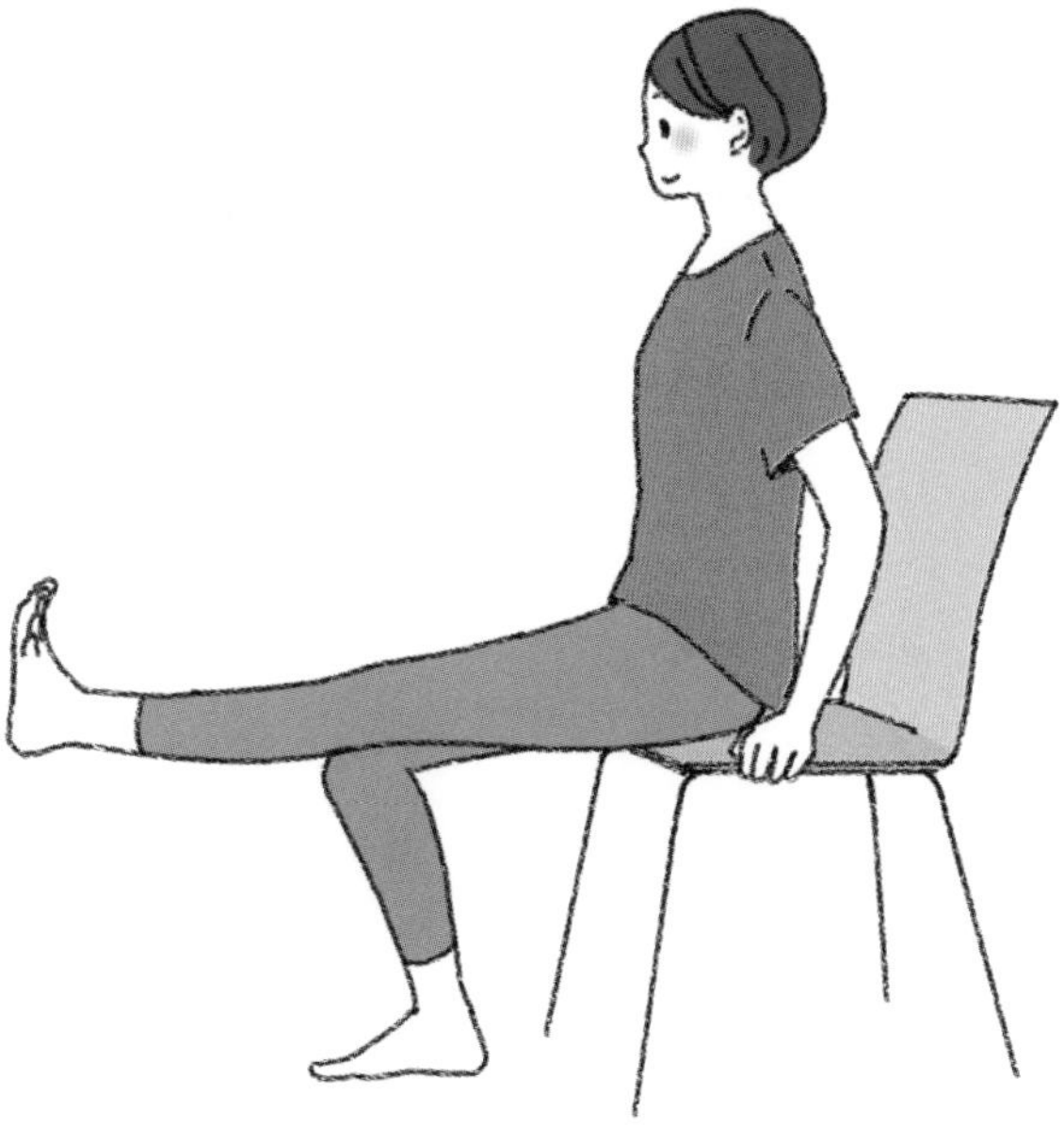

り入れるのもお勧めです。

さらに有酸素運動にプラスして、ぜひ軽い筋トレも組み合わせてください。筋トレは、筋肉を鍛えて筋肉量を増やし、有酸素運動の脂肪燃焼効果をより高めてくれます。**運動の前後は、ケガ予防と疲労解消効果があるストレッチも忘れずに。**

運動の中心は、呼吸で体内に酸素を取り込み、酸素を使って糖質や脂肪を燃やしていく有酸素運動ですが、**ストレッチと軽い筋トレを加えると運動効果は倍増**しますし、週3～4回の頻度でも効果が期待できます。

血圧が上昇しやすい早朝・夜の運動は避ける、食事の直後は避ける、こまめに水分を補給するなど、運動を行う時間帯や注意点にも気をつけながら、少しずつ運動をする習慣を続けていきましょう。

STEP1

運動前と運動後の「ストレッチ」

【背中のストレッチ】

運動前と
運動後
各1回ずつ

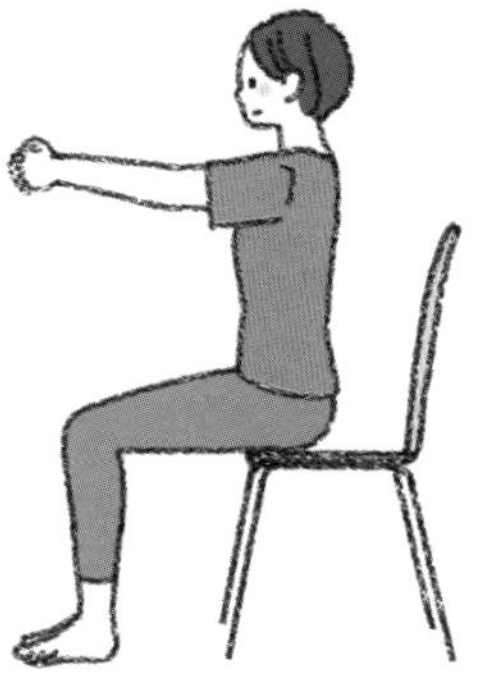

1

いすに座り、左右の手を組んで、腕をまっすぐ水平に伸ばす。

2

いすの背もたれに背中を近づけながら前屈みになる。腕は前方によく伸ばし、おへそを覗くようにして、背中と首の後ろも伸ばす。

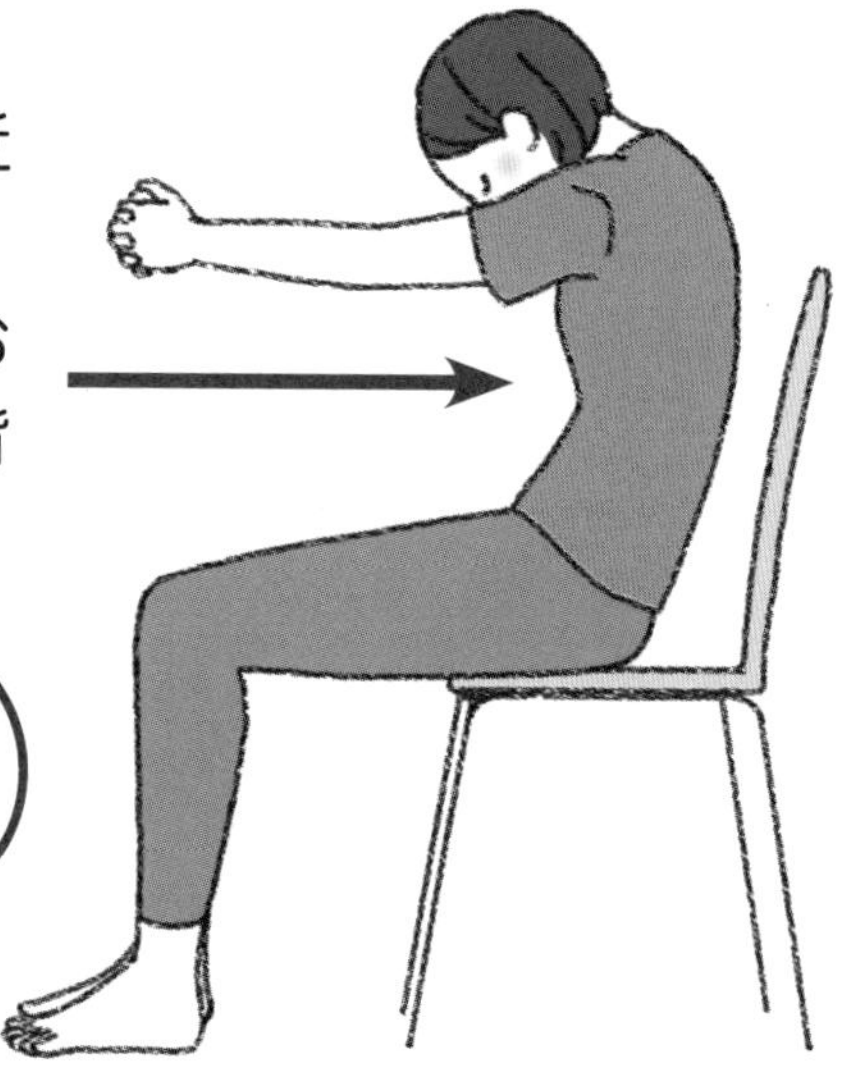

20〜30
秒間
キープ

3

2の状態で20〜30秒間キープする。

ケガ予防と疲労回復のため運動前後に忘れず行いましょう

ストレッチには、運動前の「ウォーミングアップ」と、運動後の「クールダウン」の2つの効果があります。

運動前にストレッチを行っておくと、体が温まり、筋肉がほぐれてケガや事故、体の故障を防いでくれます。また運動後のストレッチは、筋肉の緊張を取り除いて疲労を改善してくれます。有酸素運動とゆる筋トレの効果を高めるためにも、忘れず運動の前と後にス

【太もものストレッチ】

運動前と運動後 各1回ずつ

1 床に座り、両方の足裏を合わせるようにして足を曲げる。

20~30秒間キープ

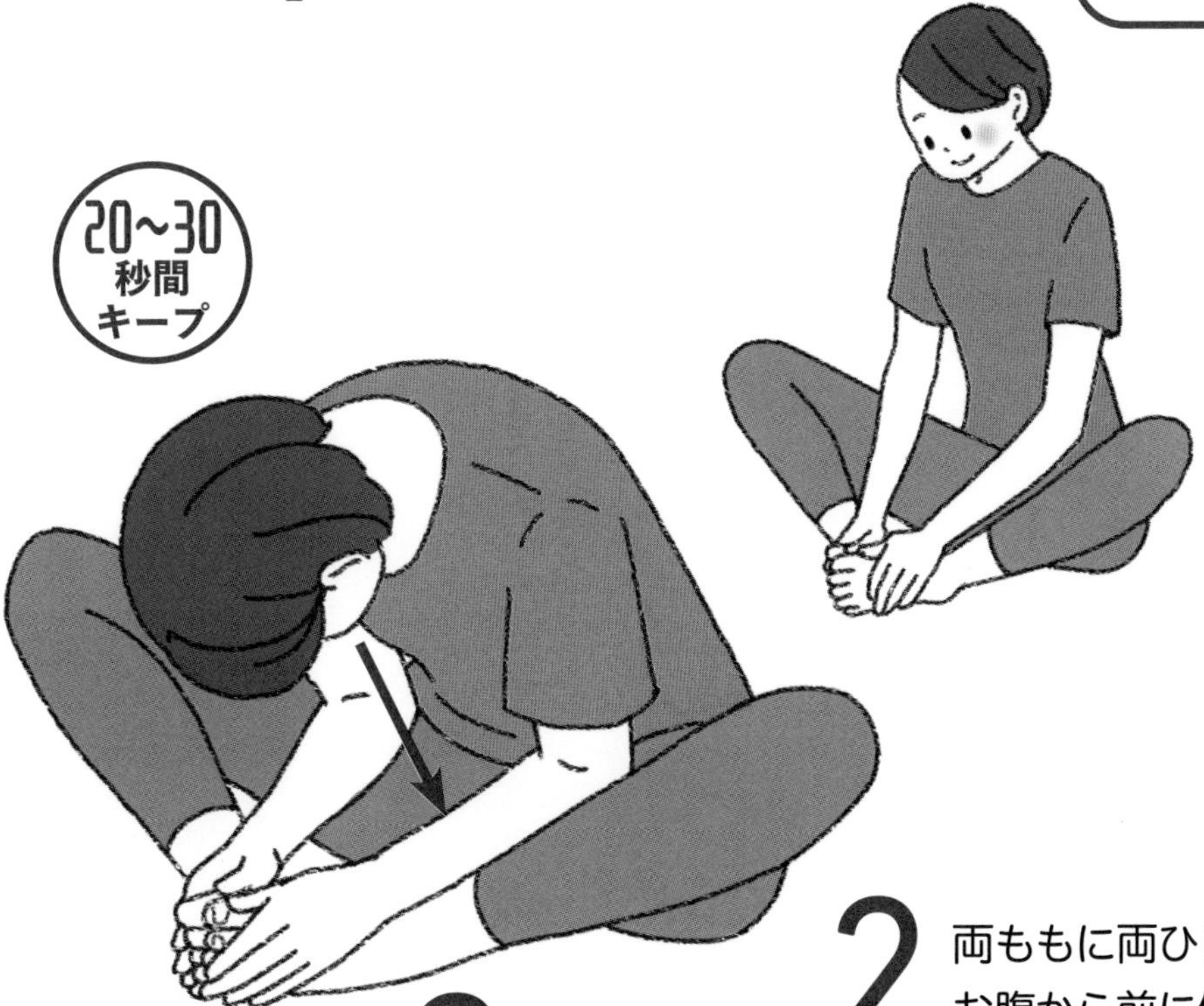

2 両ももに両ひじをおいて、お腹から前に倒れていく。

3 2の状態で20〜30秒間キープする。

トレッチを行ってください。

またストレッチには、血流を高める働きとリラックス効果もあるので、就寝前に行うと1日の疲れが減り、睡眠の質をよくしてくれます。体力がない方でもできますので、ぜひ毎日の習慣にしていきましょう。

行う際の注意点は、**勢いをつけず、少し張りを感じるまでゆっくりと筋肉を伸ばしていく**ことです。痛みを感じたらやり過ぎなので要注意。呼吸は止めてしまわず、ゆっくりと自然呼吸を続けて、伸ばした状態を20~30秒間キープします。次に紹介する片方ずつ行うストレッチでは、必ず左右両方を行いましょう。

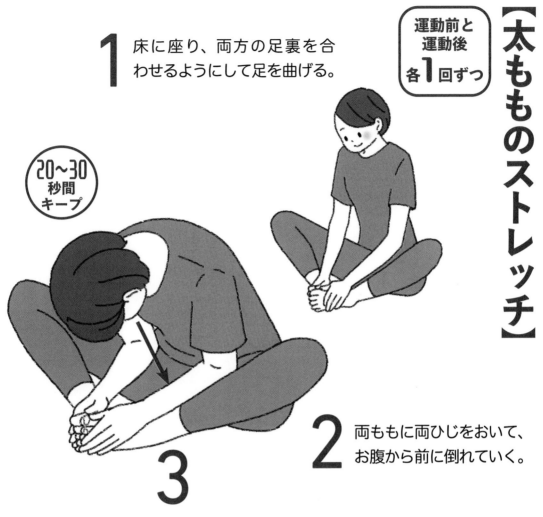

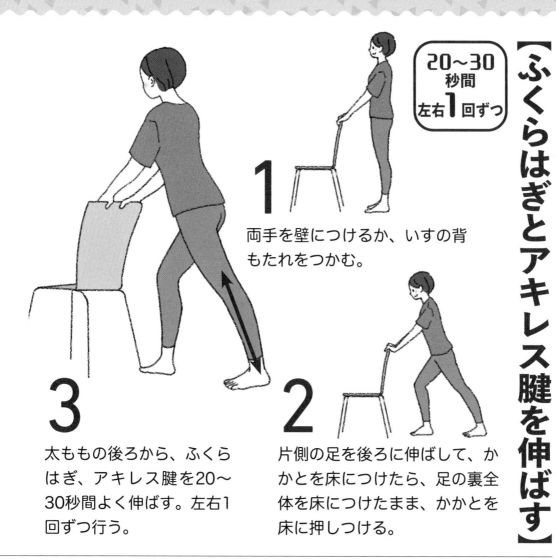

【ふくらはぎとアキレス腱を伸ばす】

20〜30
秒間
左右1回ずつ

1

両手を壁につけるか、いすの背もたれをつかむ。

2

片側の足を後ろに伸ばして、かかとを床につけたら、足の裏全体を床につけたまま、かかとを床に押しつける。

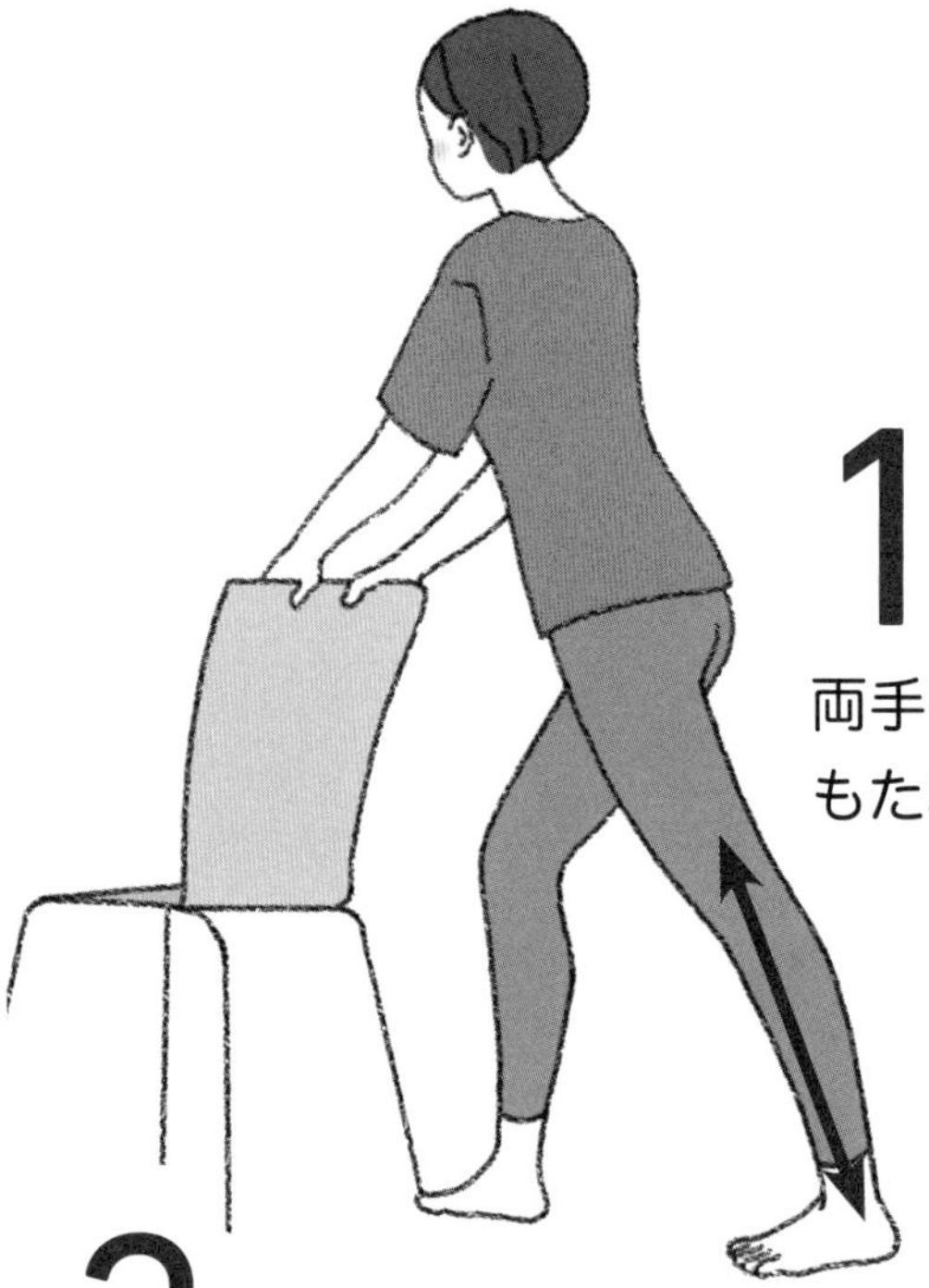

3

太ももの後ろから、ふくらはぎ、アキレス腱を20〜30秒間よく伸ばす。左右1回ずつ行う。

【股関節やおしりの寝たままストレッチ】

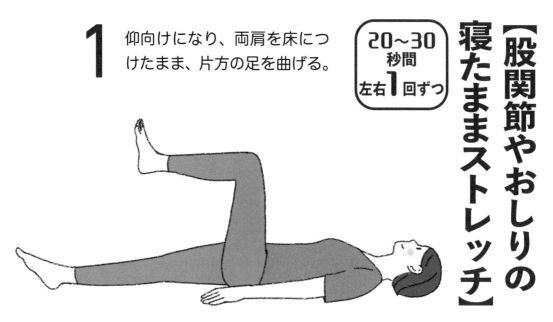

20〜30
秒間
左右1回ずつ

1

仰向けになり、両肩を床につけたまま、片方の足を曲げる。

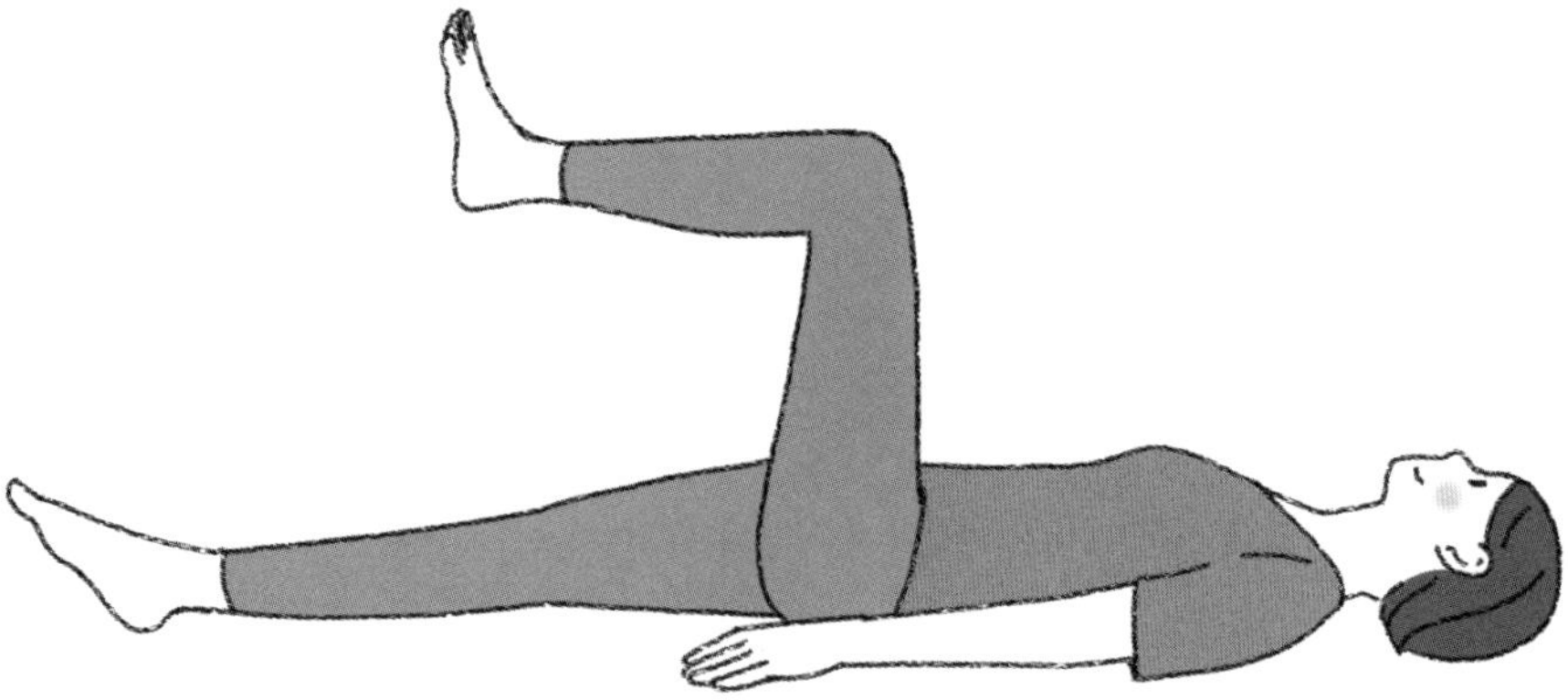

【太ももの前面を伸ばす】

20〜30
秒間
左右1回ずつ

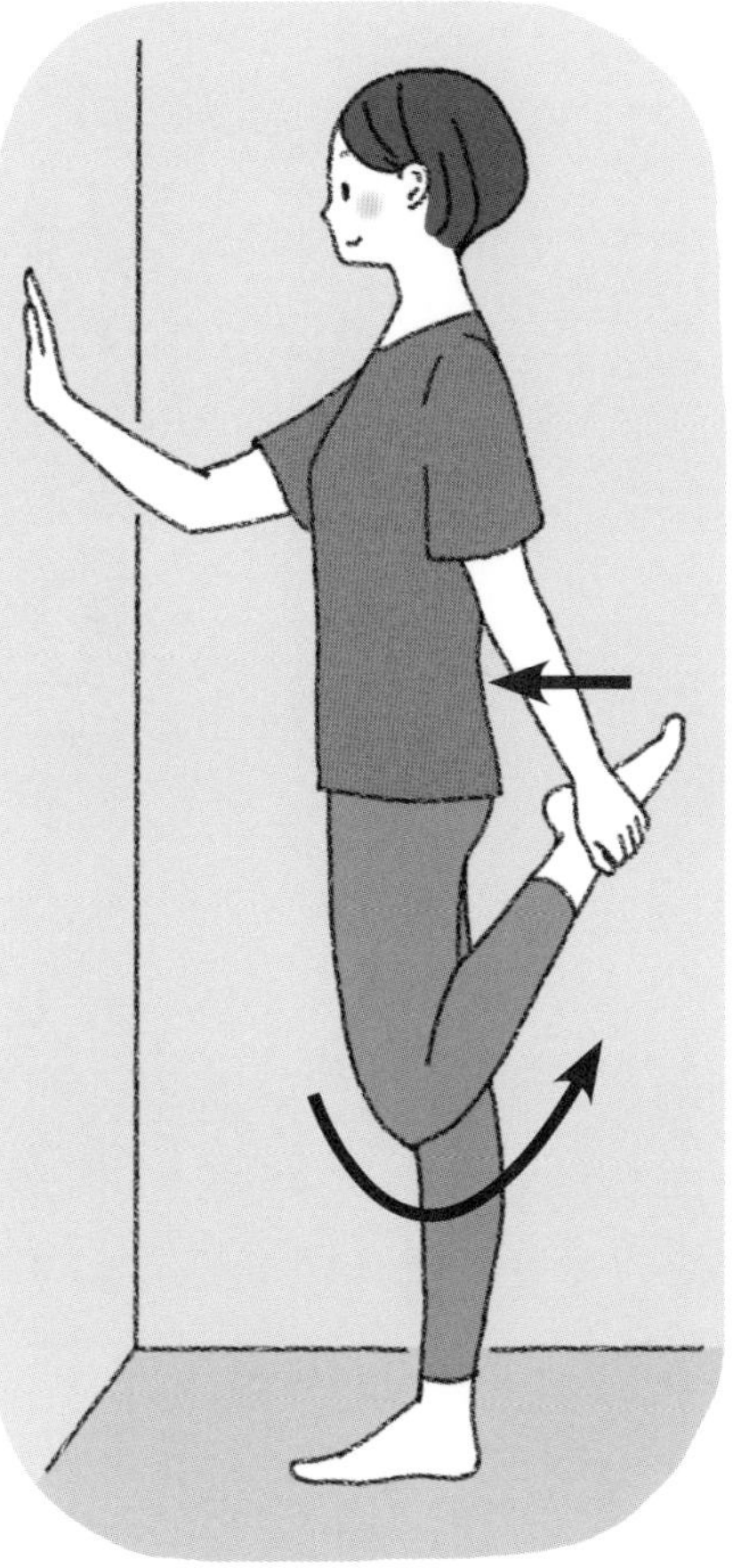

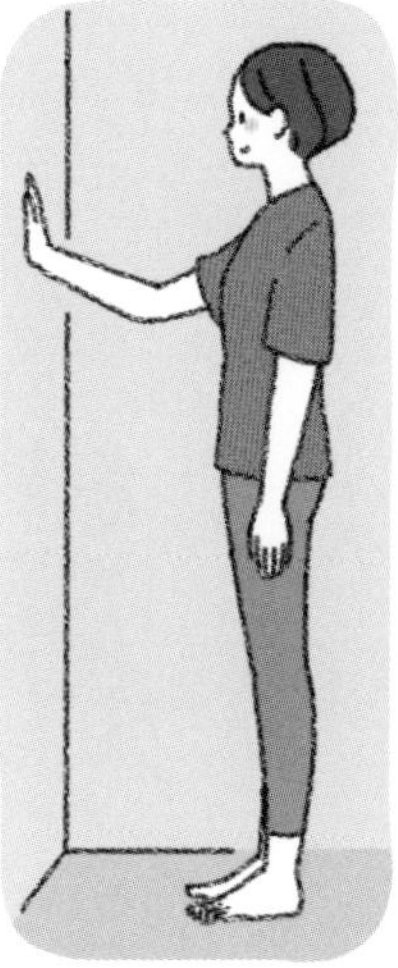

1

片側の手のひらを壁につける。

2

反対側の足をひざから曲げて、空いているほうの手で足首を持つ。

3

まっすぐ立ったまま、曲げた足をおしりに近づけ、太ももの前面を20〜30秒間よく伸ばす。左右1回ずつ行う。

---

2 曲げたほうのひざを抱えたまま、上半身に引きつけていき、おしりの筋肉を伸ばす。

3 反対側の足はまっすぐにして股関節を伸ばす。20〜30秒間そのままキープ。左右1回ずつ行う。

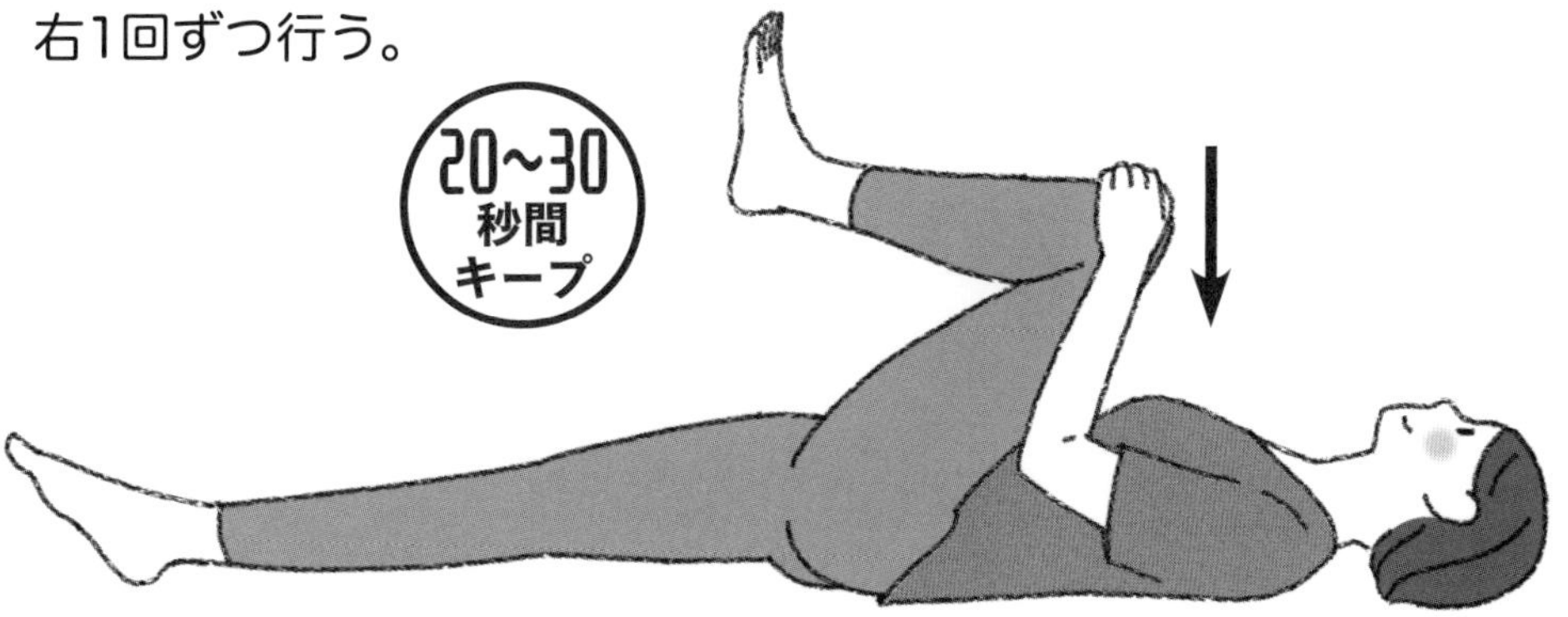

STEP 2

体脂肪を減らす「有酸素運動」

1日トータル30分のウォーキングでOK

有酸素運動は呼吸しながら酸素を体内に取り込み、脂肪燃焼を促して、効率的に体脂肪を減らしていくことができます。

　有酸素運動にはジョギングやウォーキングのほか、踏み台昇降運動、水泳、水中ウォーキング、サイクリング、エアロビクス、ゴルフなど、いろいろな種類があり、運動の強度と時間が同じであれば種類が違っても脂肪燃焼量に差はありません。

　運動習慣がない方、運動に慣れ

【ウォーキング】

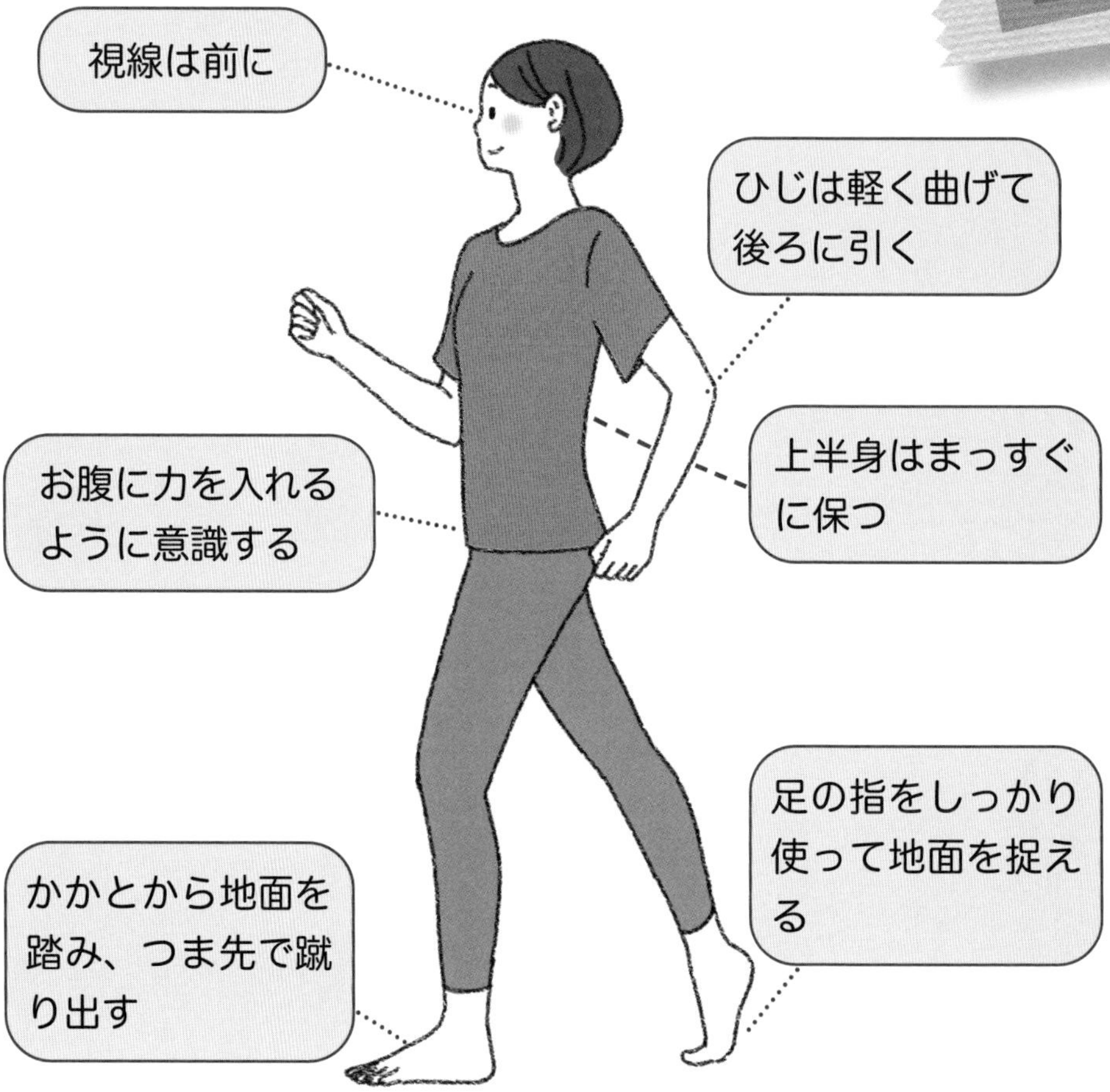
視線は前に
ひじは軽く曲げて後ろに引く
お腹に力を入れるように意識する
上半身はまっすぐに保つ
足の指をしっかり使って地面を捉える
かかとから地面を踏み、つま先で蹴り出す

【踏み台昇降運動】

目標は20分〜30分！

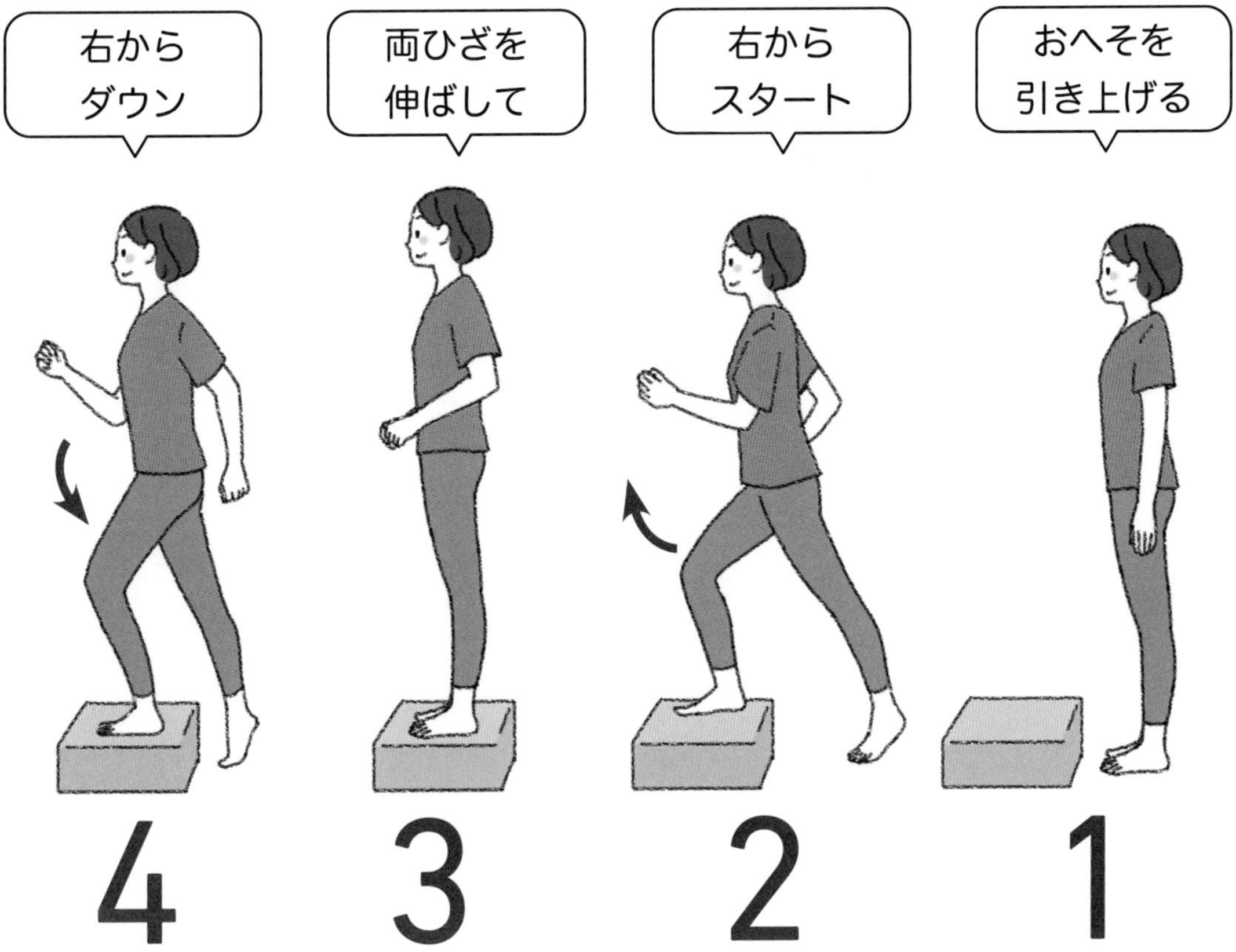

ていない方は、手軽にできるウォーキングから始めるとよいでしょう。**50〜60代の日本人女性の1日の平均歩数は約6500歩**なので、歩数計やスマホの歩数計アプリを使って、最初はこの歩数を目指し、次は8000歩、最終的に1万歩以上を目標にしてみてください。

「運動」としてのウォーキングでは、姿勢をよくして、右上のイラストにあるようにキビキビと歩くことが大事です。

1日30分の運動は「トータルで30分」なので、複数回に分けてもOK。1回10分ずつ3回に分けて行っても、エネルギーは消費されるので安心してください。

STEP 3

筋肉量を増やす「ゆる筋トレ」

【いすスクワット】

★太もも前面・おしりの筋肉を鍛える

10回×3セット

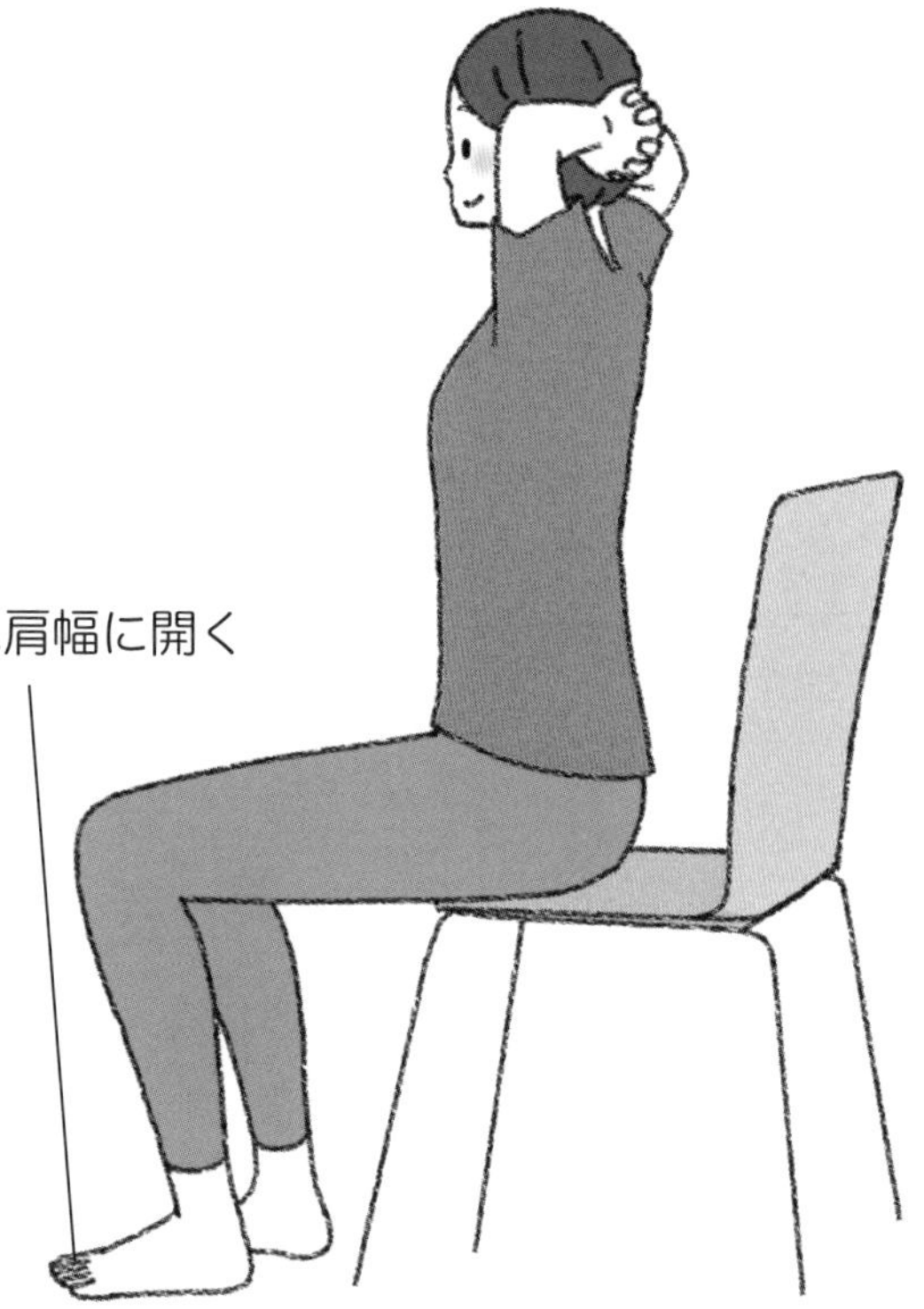

1 いすに浅く腰掛け、両手を頭の後ろで組み、足は肩幅に開く。

筋肉を鍛えて増やすと体脂肪を効率的に減らせる

筋肉はカロリーを消費する量が体内で最大の組織です。

そのため筋肉にゆっくりと負荷をかけていく筋トレ運動を行うと、消費カロリーも大きくなり、効率的に体脂肪を減らしていくことができます。

また、筋肉を動かし続けることで、筋肉自体も大きくしていくことができます。

筋トレを取り入れれば脂肪燃焼が進みやすく、「太りにくい体」にも変わっていきます。

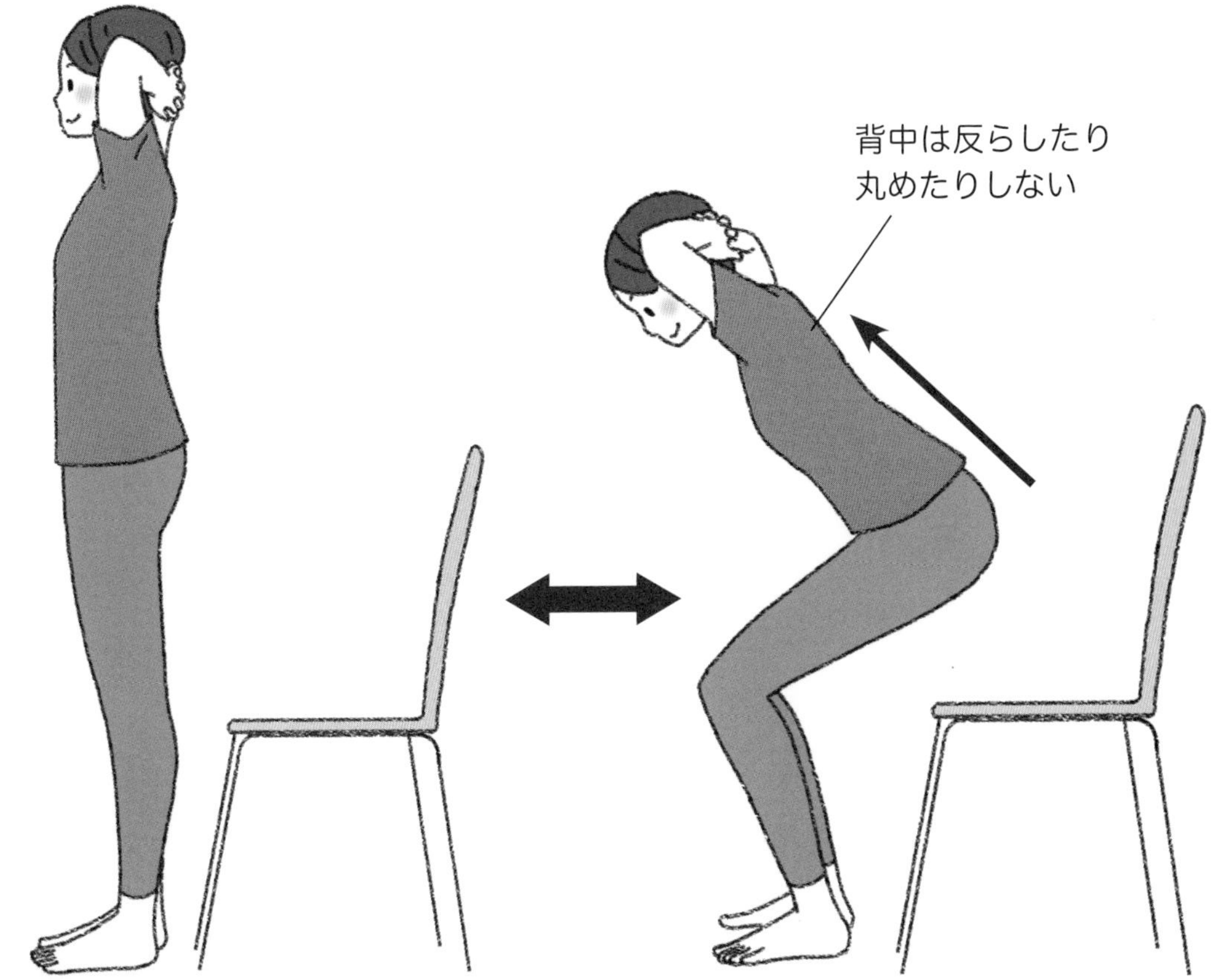

ポイント

＊ひざに負担をかけないよう、股関節を持ち上げるようにして立ち座りしましょう。

2 4秒かけてゆっくりと立ち上がり、4秒かけてゆっくりといすに腰を下ろす。

有酸素運動を始めたら、そこにぜひ筋トレも組み合わせていきましょう。

2つの運動の相乗効果で、善玉HDL値をより一層上げやすくなりますし、有酸素運動と「ゆる筋トレ」を合わせることで筋力や体力がついていき、運動することが負担ではなくなっていきます。

筋トレといっても、器具を使った本格的なトレーニングは必要ありません。自分の体の重みを活用した「ゆる筋トレ」で十分効果が得られます。

本書では自宅で気軽にできるものを紹介していきますので、1日10分程度、週2～3回以上を目安に行ってみてください。

【ゆる腕立て伏せ】

★二の腕の裏側・体幹を鍛える

10回×3セット

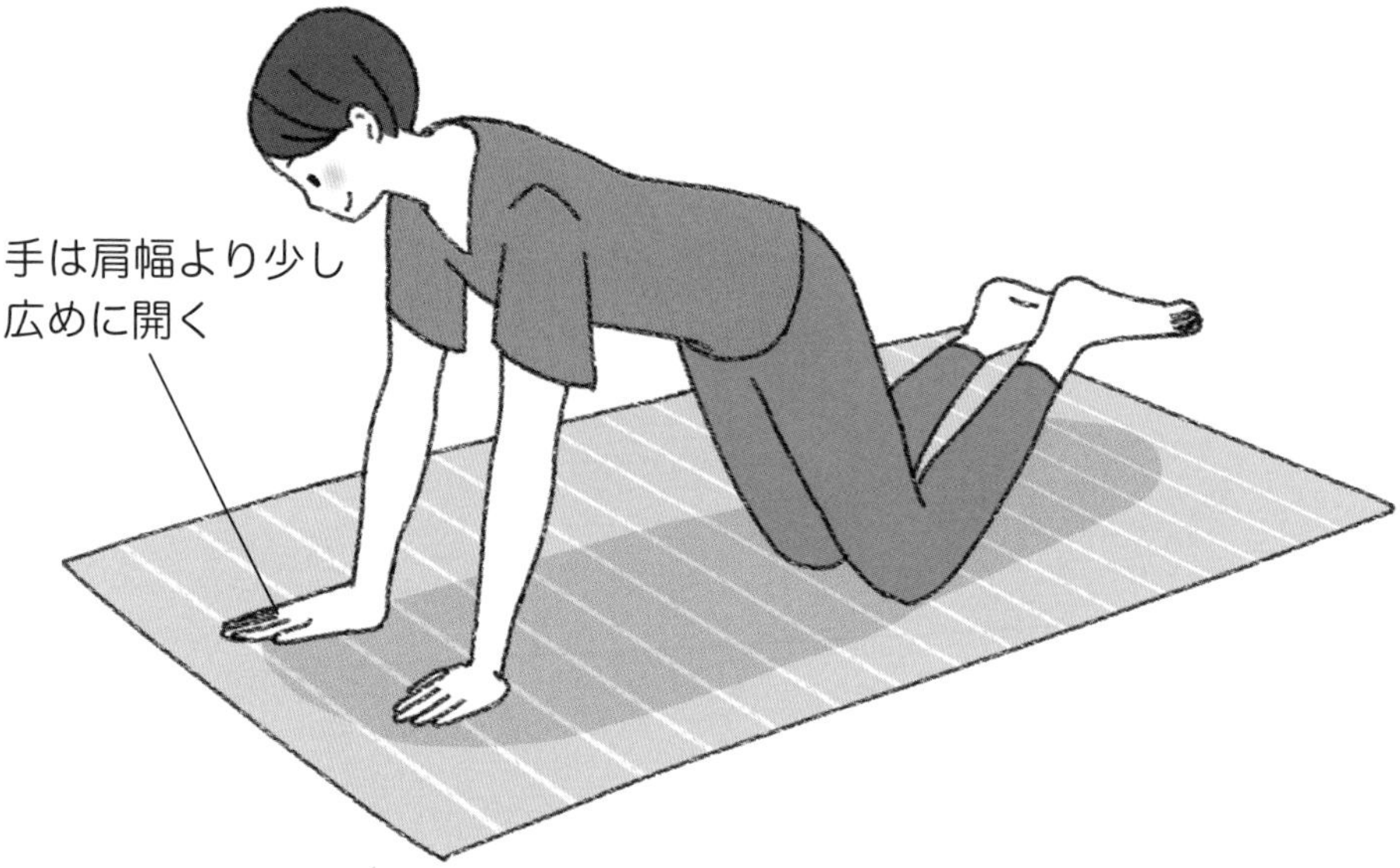

1 四つ這《ば》いになって、手を肩幅より少し広めに開く。ひざをついたまま、つま先を上げる。

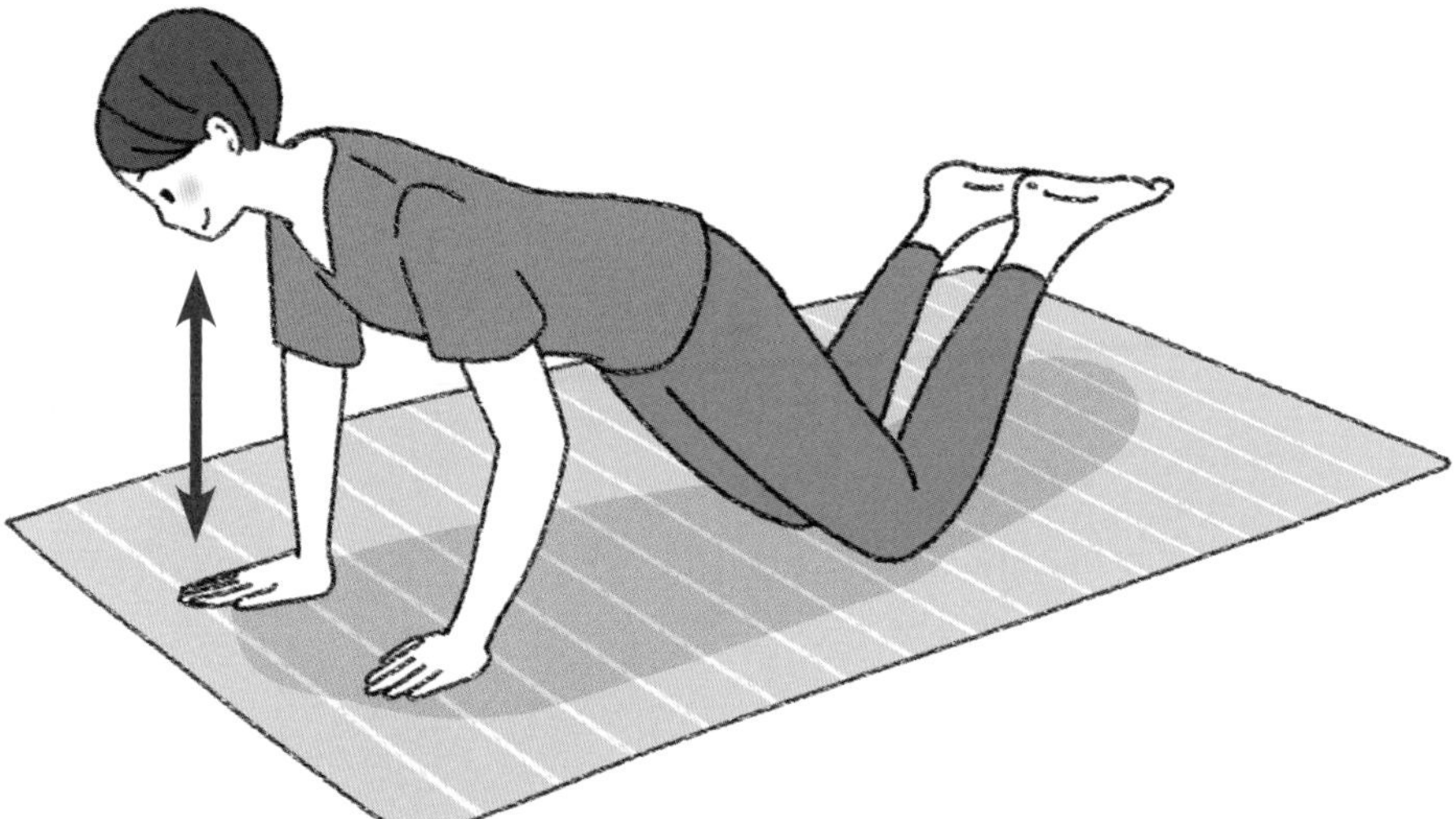

2 ひざを立てたまま、ゆっくり腕立て伏せをする。

ポイント

＊最初は「できる回数×3セット」から始め、10回×3セットを目指しましょう。

【片足踏み込み】

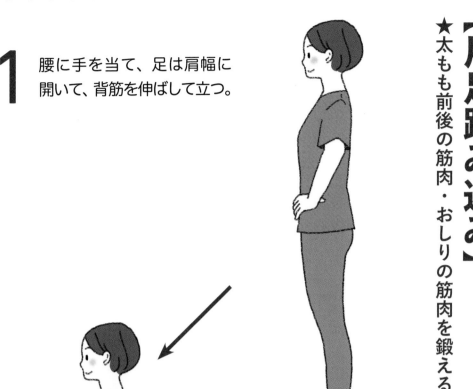

★太もも前後の筋肉・おしりの筋肉を鍛える

交互に合わせて10回×3セット

1 腰に手を当て、足は肩幅に開いて、背筋を伸ばして立つ。

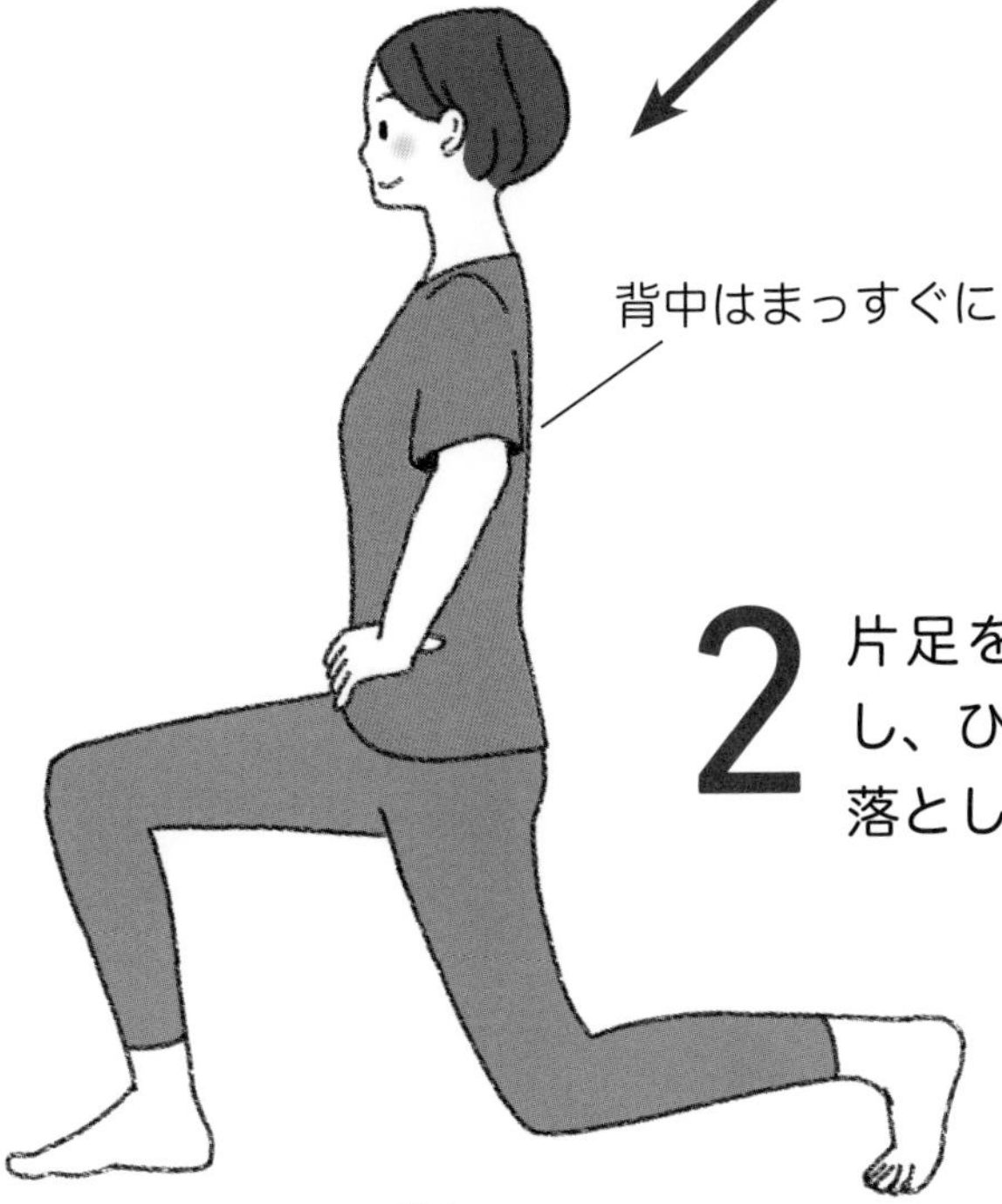

2 片足を前に大きく踏み出し、ひざを曲げながら腰を落としていく。

3 床面と、踏み出した足の太ももが平行になったら動作を止め、そこから元に戻して、次は反対の足で行う。

ポイント

＊ひざとつま先は同じ方向に向けます。
＊慣れないうちは腰を浅く落とすだけでもOK。

【かかと上げ】

★ふくらはぎ・おしりの筋肉を鍛える

10回×2セット

1 足を肩幅に開いて、いすの背もたれを軽くつかむ。

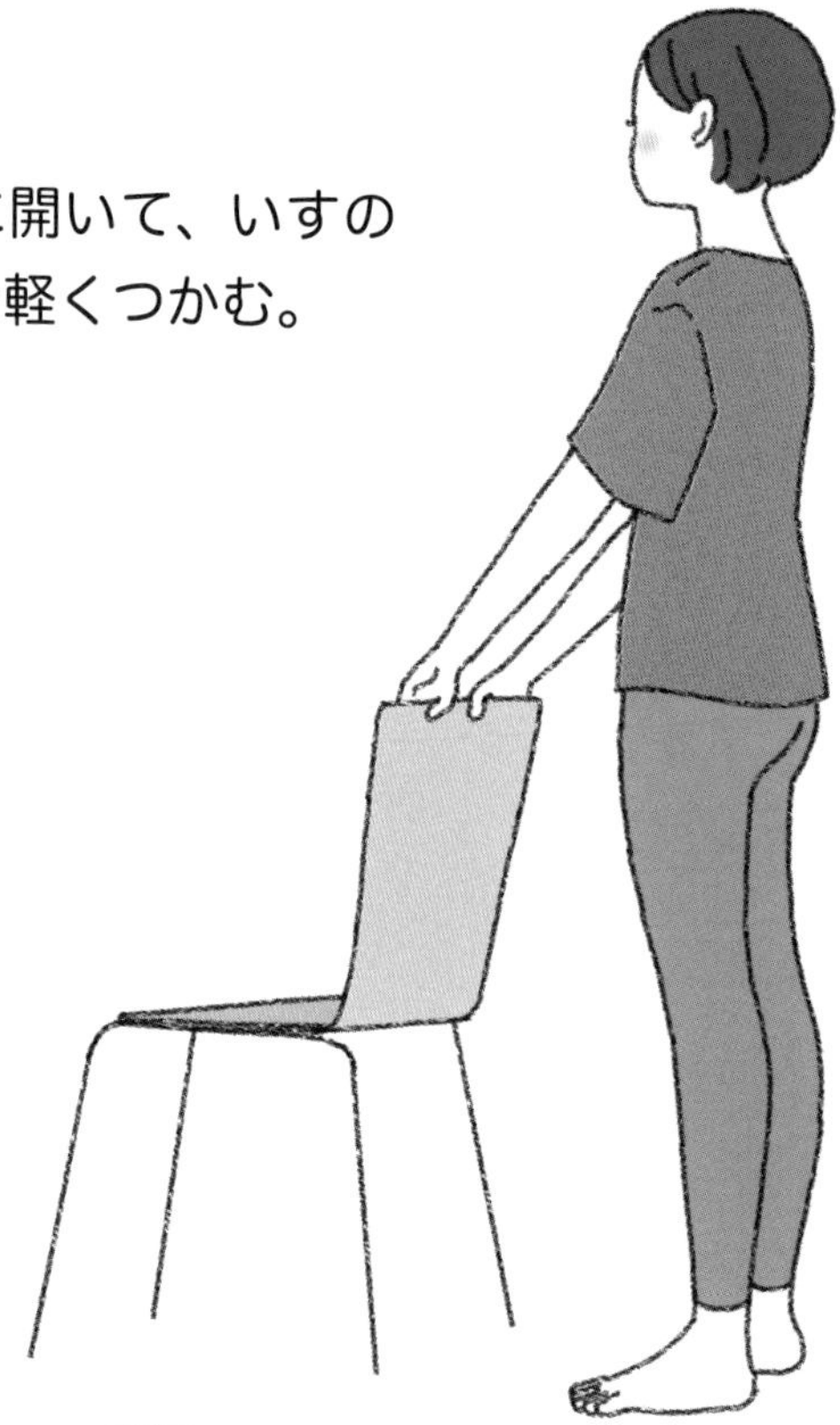

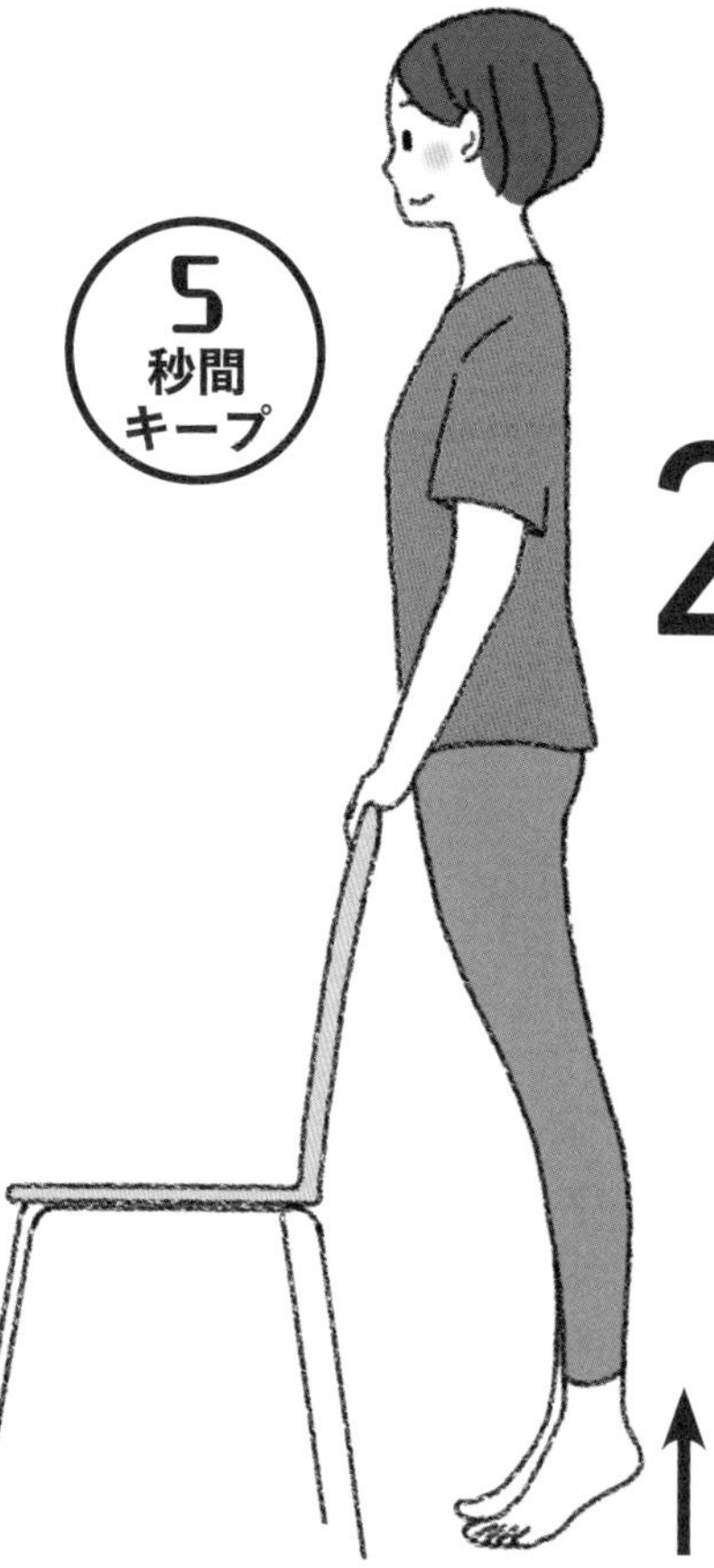

5秒間キープ

2 ひざを伸ばしたまま、かかとを上げて5秒間キープし、かかとを下ろす。

ポイント

＊できる人は、いすの背を使わず、両手を頭の後ろで組んで、立った状態から行ってもOK。

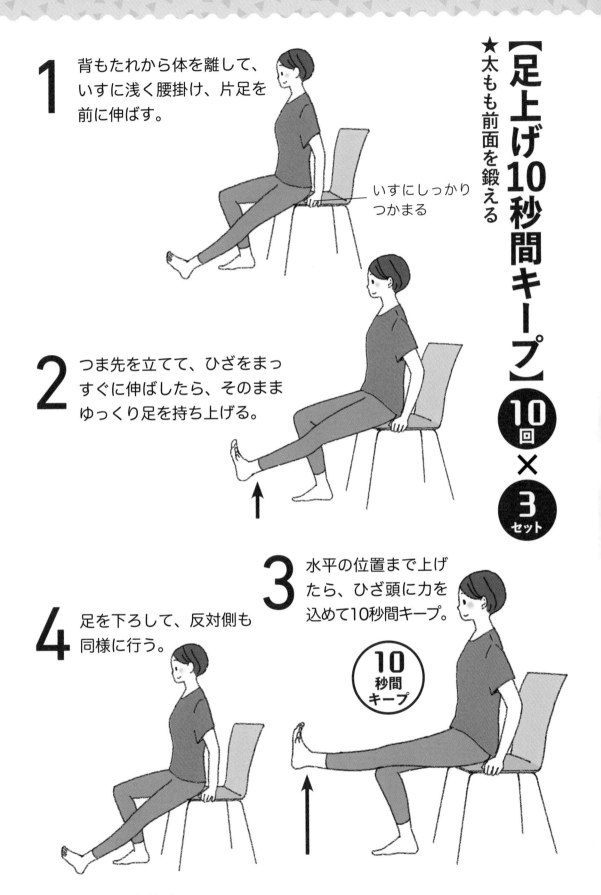

【足上げ10秒間キープ】

10回×3セット

★太もも前面を鍛える

1 背もたれから体を離して、いすに浅く腰掛け、片足を前に伸ばす。

2 つま先を立てて、ひざをまっすぐに伸ばしたら、そのままゆっくり足を持ち上げる。

3 水平の位置まで上げたら、ひざ頭に力を込めて10秒間キープ。

4 足を下ろして、反対側も同様に行う。

【立って横足上げ】

★股関節周囲の筋肉を鍛える

左右各10回

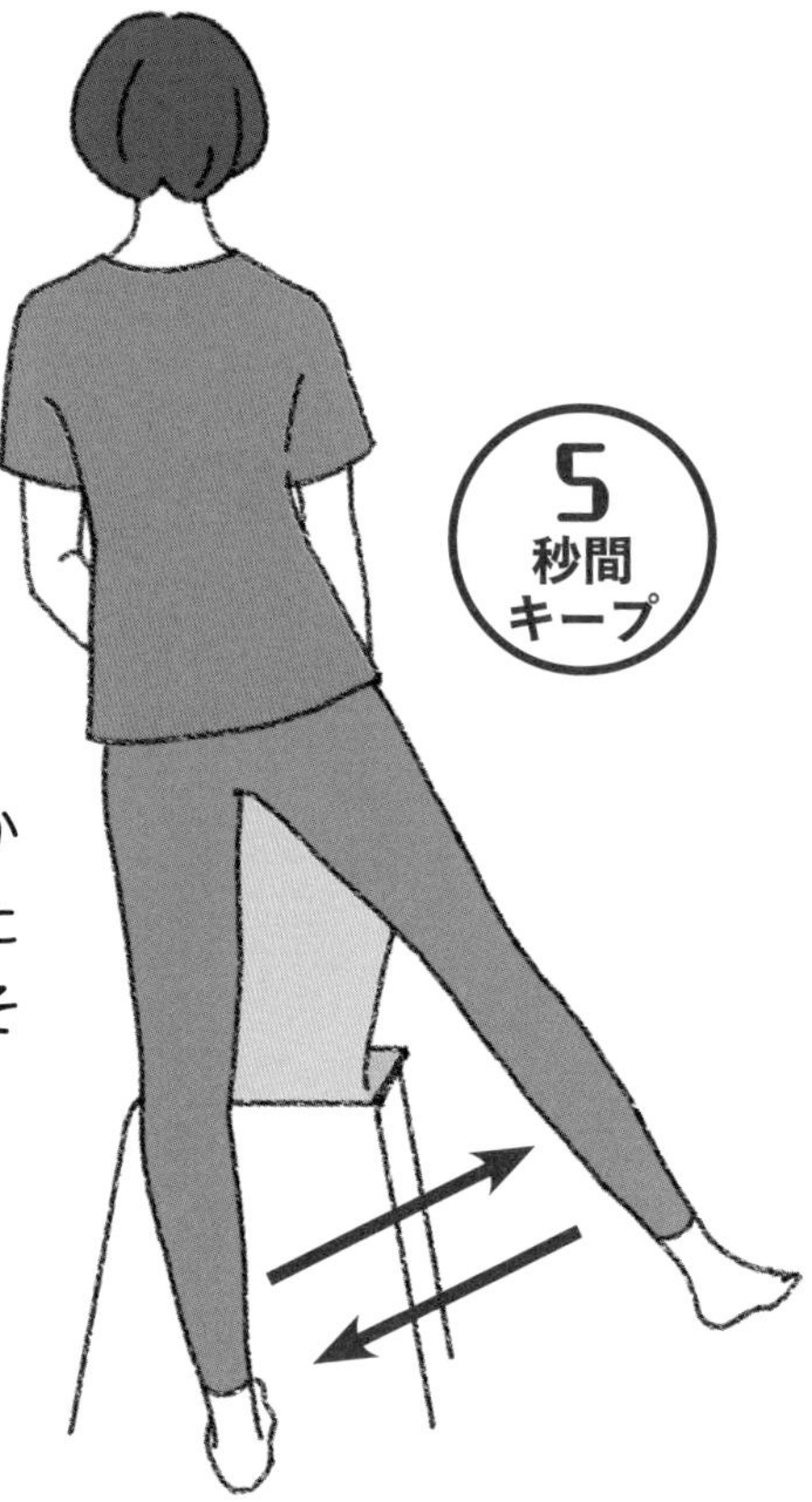

1 いすの背もたれを軽くつかんで立ち、ひざを伸ばしたまま片足を横に上げて、そのまま5秒間キープする。

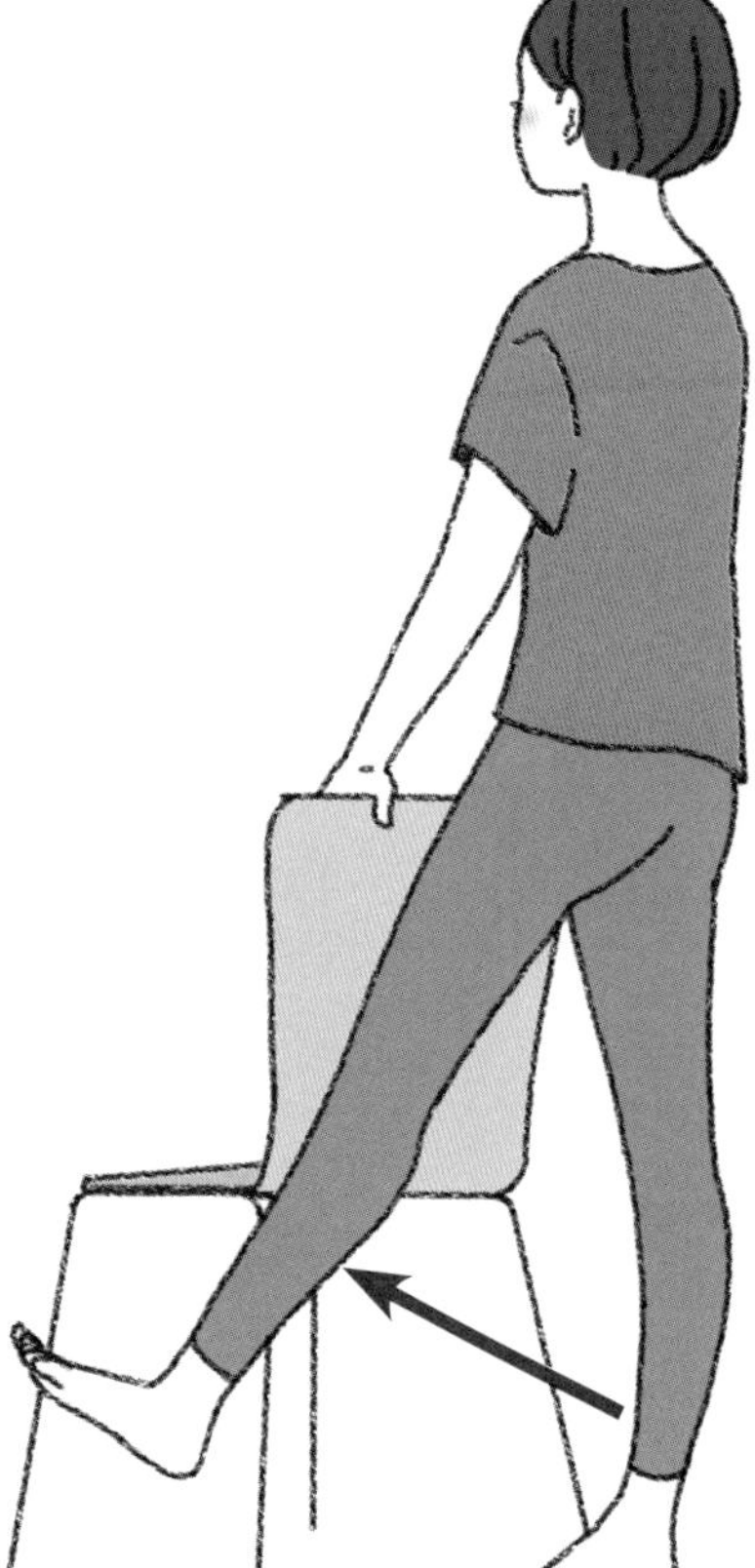

2 足を下ろしたら、今度は反対の足で同様に行う。

【寝たまま横向き足上げ】

★股関節周囲の筋肉を鍛える

左右各10回

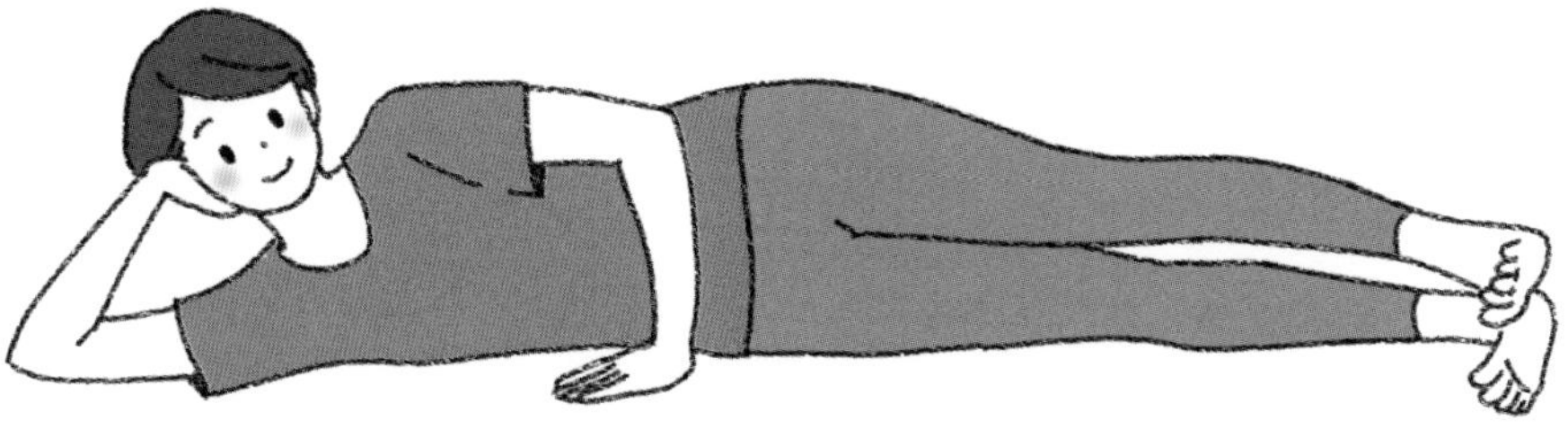

1 両足を揃えて横向きに寝る。

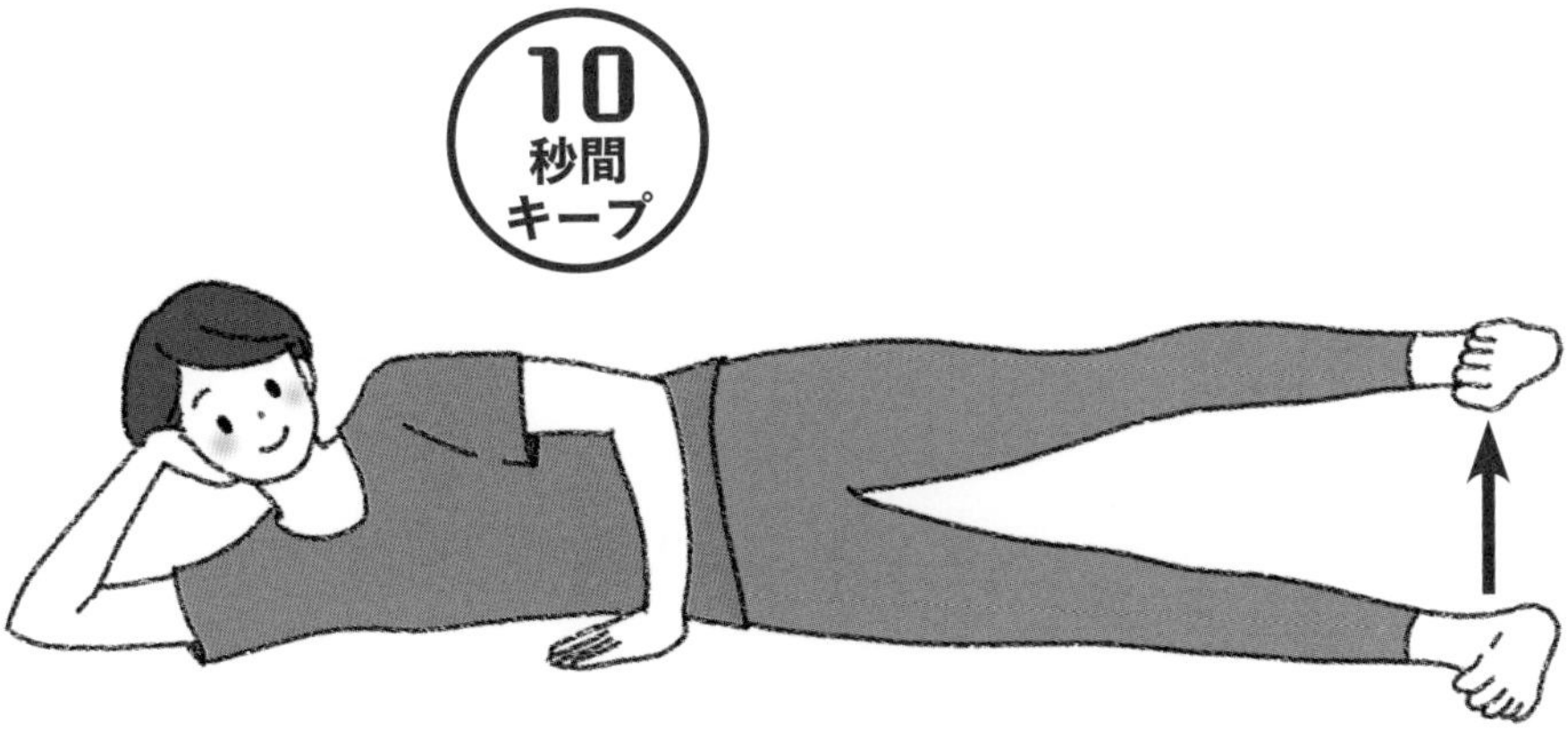

2 上側の足を、ひざを伸ばしたままゆっくりと上げる。つま先は体の正面に向ける。そのまま10秒間キープして足を戻す。

3 体の向きを変えて、もう一方の足も同様に行う。

ポイント

＊上側の手を床につけて支えにするとラク。
＊最初は「できる回数」から始め、片側10回を目指しましょう。

【上体10秒間キープ】

★前面の筋肉を鍛える

10回×3セット

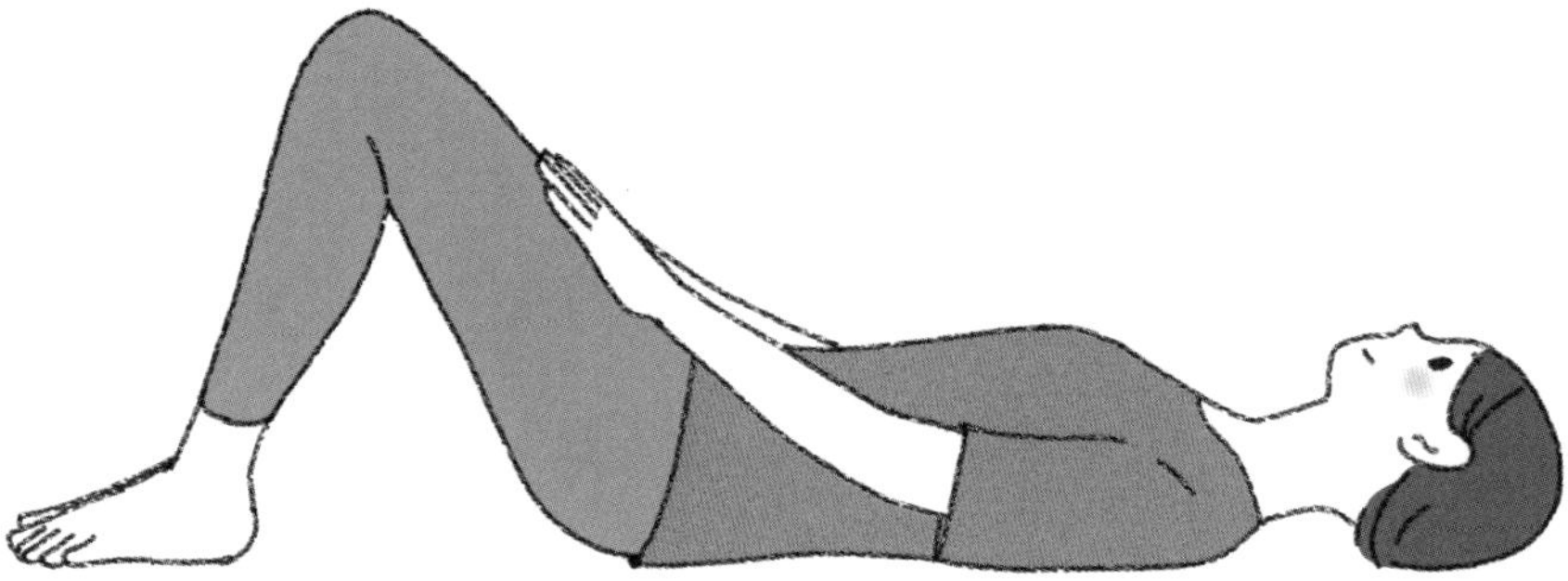

1

仰向けになり両ひざを立てる。手は太ももの上に置く。

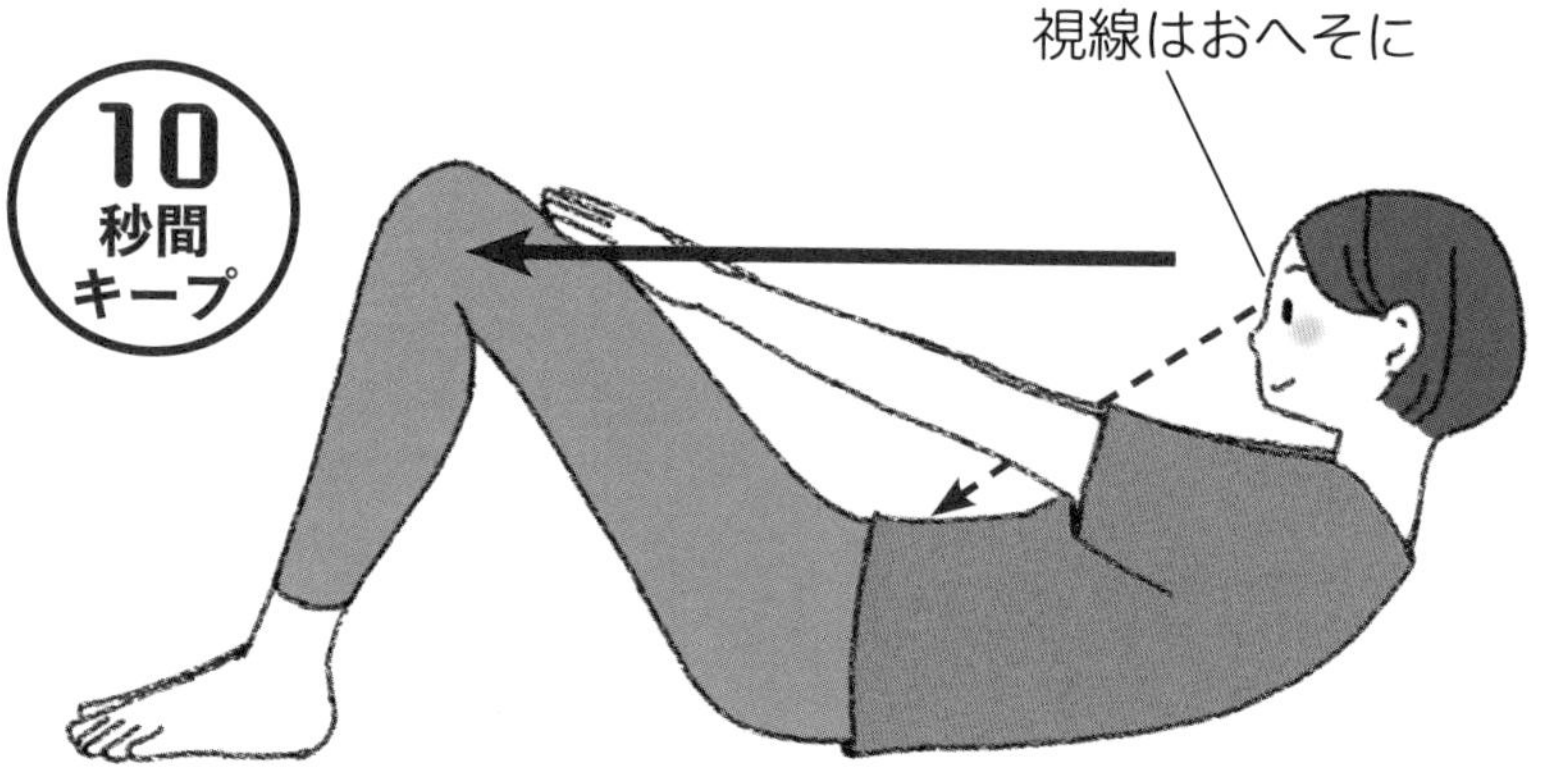

2

おへそを見るようにしながら、頭→肩甲骨の順に床から離して上体を起こしていく。

3

起き上がったところで10秒間キープし、ゆっくりと上体を元に戻す。

ポイント

＊最初は「できる回数×3セット」から始め、10回×3セットを目指しましょう。

【寝たままおしり上げ】

★背面の筋肉を鍛える

10回×3セット

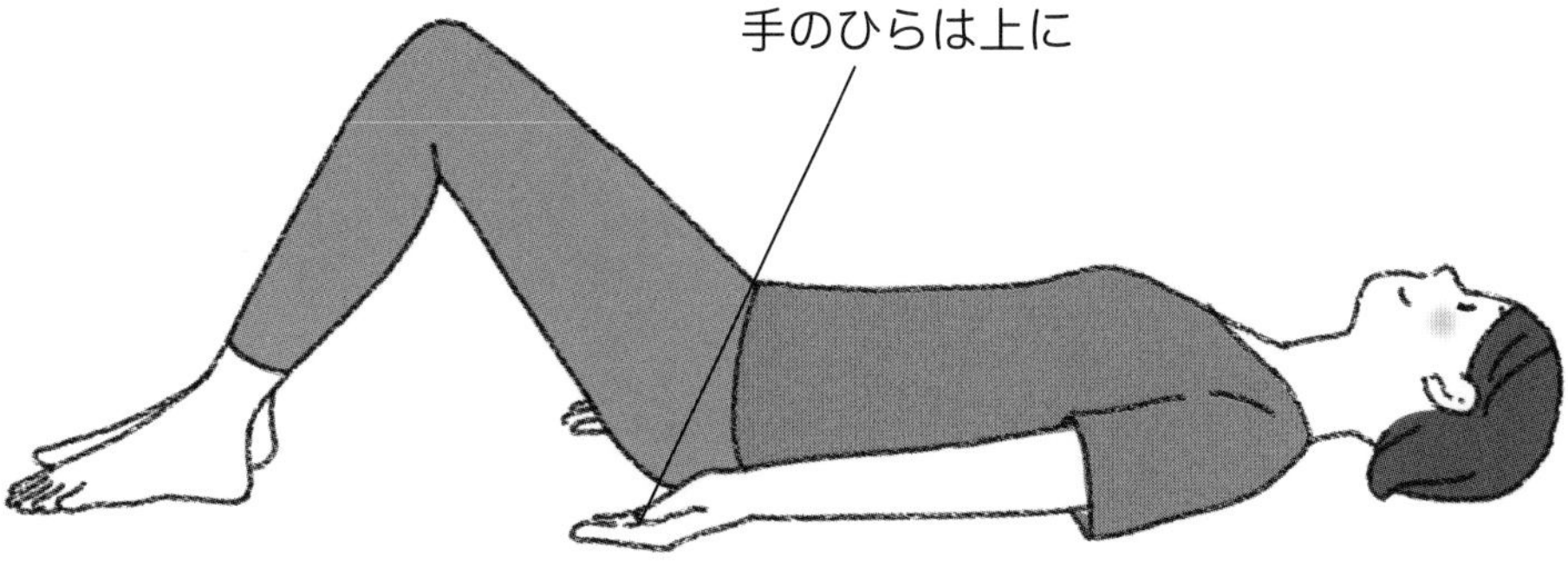

1 仰向けになり、手のひらを上にして、両ひざを立てる。

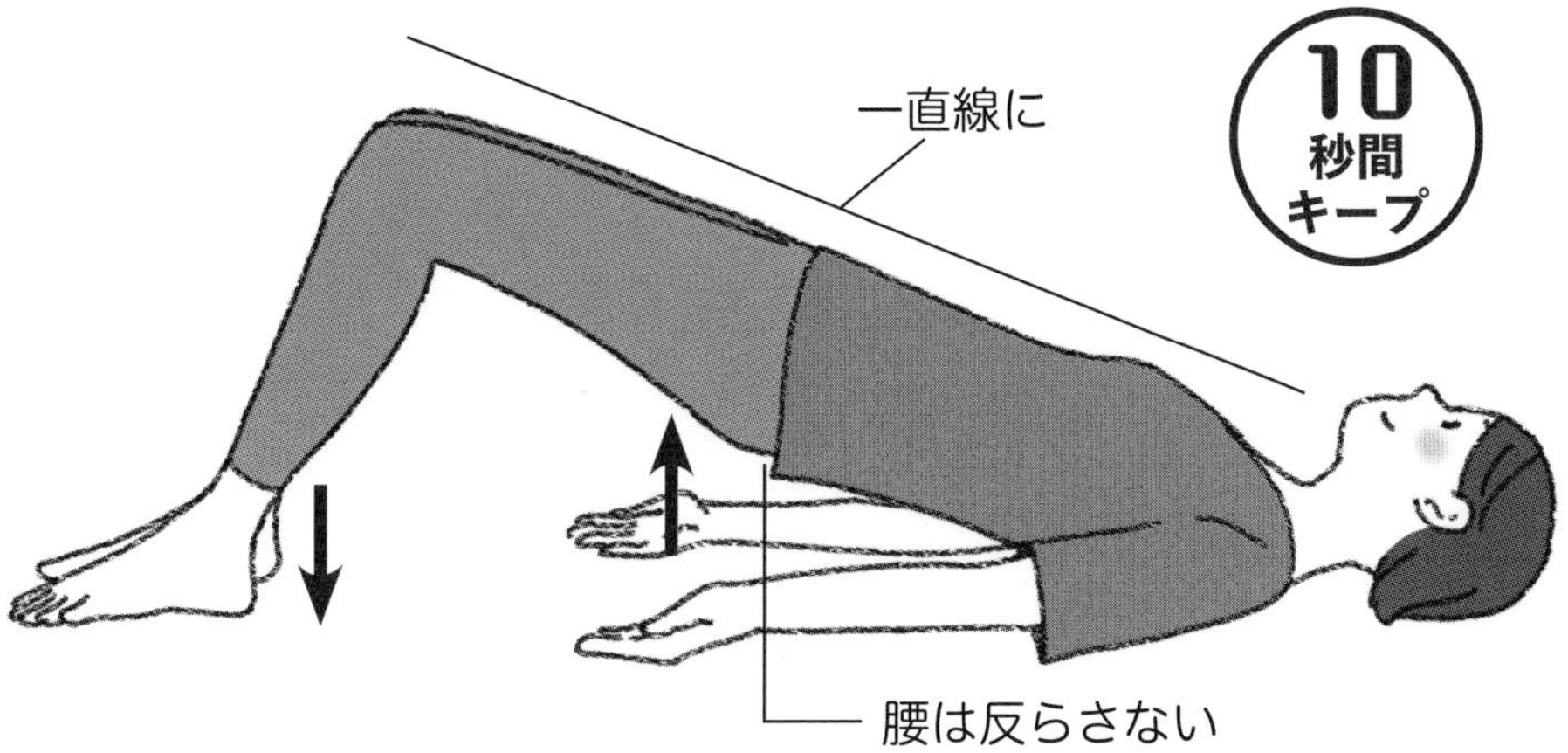

2 かかとで床を押しながら、胸からひざが一直線になるように、ゆっくりとおしりを上げていく。

3 おしりは上げ過ぎず、腰を反《そ》らさないようにして10秒間キープしたら、ゆっくりと下ろす。

【監修者紹介】

天野恵子（あまの・けいこ）

1967年東京大学医学部卒業。同大学保健センター講師を経て、94年東京水産大学保健管理センター教授・所長に就任。2002年より千葉県衛生研究所所長兼千葉県立東金病院副院長として、女性外来の診療にあたる。現在、一般財団法人野中東晧会静風荘病院特別顧問。著書に『女性の「コレステロール」「中性脂肪」はこうして落とす！』『薬なしでも女性の血圧は下げられる！』『女性外来のお医者さんが教える「更年期の苦痛」のやわらげ方』『薬に頼らず自力で解消！ 女性のコレステロール「悪玉」は食事で下げる！「善玉」は運動で上げる！』（以上、PHP研究所）など多数。

これ1冊！ 女性の「コレステロール」「中性脂肪」

2023年8月11日　第1版第1刷発行

監修者　天野恵子
発行者　村上雅基
発行所　株式会社PHP研究所
京都本部　〒601-8411　京都市南区西九条北ノ内町11
〔内容のお問い合わせは〕暮らしデザイン出版部 ☎075-681-8732
〔購入のお問い合わせは〕普 及 グ ル ー プ ☎075-681-8818
印刷所　図書印刷株式会社

ISBN978-4-569-85543-1